Bernard Aucouturier
André Lapierre

Bruno

Brunos Eltern:

Ein körperbehindertes Kind zu haben, ist für Eltern sehr schwer. Bruno war ein innig gewünschtes Kind und wird immer zärtlich geliebt werden. Die schwierigen Umstände, deretwegen wir uns vorübergehend von ihm trennen mußten, haben ihn vielleicht noch mehr verwirrt, obwohl er, wo immer er sich befand, von Liebe umgeben war. Viel schlimmer aber war die fehlende Gelegenheit einer Heilpädagogik. Dann erklärte Herr Aucouturier sich bereit, ihn zweimal wöchentlich zu übernehmen. Wir sahen, daß Bruno mit diesen Sitzungen einverstanden war, ja sie dann sogar wünschte. Wir sahen sein Lächeln zurückkehren. Er verbrachte zwei sehr schwierige Jahre in einem Institut, wo es ihm nicht gefiel, und die Sitzungen bei Herrn Aucouturier waren, außer jenen beim Logopäden, seine einzigen Freuden. Herrn Aucouturier werden wir stets dankbar sein, unserem Bruno geholfen zu haben sich von den Hemmungen »loszumachen«. Und wir wünschen, daß die von ihm durchgeführte psychomotorische Behandlung noch vielen anderen Kindern helfen möge, sich zu entfalten und wieder zu glücklichen Kindern zu werden.

Bernard Aucouturier
André Lapierre

Bruno

**Bericht über eine psychomotorische Therapie
bei einem zerebral-geschädigten Kind**

Mit 8 farbigen Abbildungen

Ernst Reinhardt München Basel

BERNARD AUCOUTURIER ist Professor für Leibeserziehung, Leiter eines Zentrums für spezialisierte Leibeserziehung, Professor am Ausbildungszentrum für Heilpädagogen der Psychomotorik in *Tours*. In Zusammenarbeit mit André Lapierre Autor von Büchern und Filmen über Pädagogik und psychomotorische Therapie. Er leitete in Frankreich und im Ausland Seminare über die therapeutischen und pädagogischen Anwendungen seiner psychomotorischen Praxis.

ANDRÉ LAPIERRE, Professor für Leibeserziehung, Bewegungstherapeut, hat sich nach und nach der Psychomotorik zugewandt. Gründer der Französischen Gesellschaft für Pädagogik und psychomotorische Heilpädagogik (Société française d'éducation et de rééducation psychomotrice), deren Präsident er acht Jahre lang war, Leiter des Zentrums für spezialisierte Leibeserziehung von *Garmisch-Partenkirchen*, dann Gastprofessor an der Universität von *Montreal*. Derzeit leitet er zahlreiche Schulungsseminare und Kolloquien sowohl in Frankreich als auch im Ausland.

Titel der Originalausgabe
»Bruno. Psychomotricité et thérapie«
© Copyright 1977 bei Delachaux & Niestlé S.A., Neuchâtel (Schweiz)

Übersetzung aus dem Französischen
von Yvonne Nevole und Eva Rapsilber

Die Deutsche Bibliothek – CIP-Einheitsaufnahme

Aucouturier, Bernard:
Bruno : Bericht über eine psychomotorische Therapie
bei einem zerebral-geschädigten Kind / Bernard Aucouturier ;
André Lapierre. [Übers. aus dem Franz. von Yvonne Nevole und
Eva Rapsilber]. – 2. Aufl. – München : E. Reinhardt, 1995
  Einheitssacht.: Bruno <dt.>
  ISBN 3-497-00854-0
NE: Lapierre, André

Inhalt

Vorwort

Um ein Wesen zu erkennen, muß man in der Tiefe forschen, sich lang und geduldig bemühen, und hin und wieder zeigt sich ein Erfolg auf, der den erreichten Fortschritt erkennen läßt.

Diese Entwicklung zeigt sich mit Deutlichkeit in einer unserer vornehmsten Wirkungsaufgaben: in der Heilpädagogik. Denn diese mobilisiert sämtliche Kräfte und alle Erkenntnisse in dem Vorhaben, ein behindertes Wesen nach unserer Vorstellung eines freien Menschen neu zu formen.

Dieser Therapiebericht erinnert mich unmittelbar an jene Aufzeichnungen, die Itard im Jahre 1802 »Über die ersten Entwicklungen des jungen Wilden aus dem Aveyron« geschrieben hatte.

In unserem Fall handelt es sich nämlich wieder um einen jungen »Wilden« – deren gibt es, nach Meinung der Autoren, viele unter uns. In unserer Welt, in der er immerhin aufgewachsen ist, ist er ein Fremder »mit 7½ Jahren hat er noch keinen sicheren Gang erworben, spielt nicht, spricht nicht, stößt unartikulierte Schreie aus und sagt »Pa« und »Ma«.

Wie vor 175 Jahren steht am Beginn dieses Werkes eine Bilanz, in der »die Geschichte eines so sonderbaren Wesens sorgfältig zusammengetragen wurde«. Doch hat der Pädagoge diesmal keinesfalls die Absicht, feststellen zu wollen, woran es ihm mangelt, und dann die negativen Aspekte auszugleichen; er richtet seine Aufmerksamkeit auf das Potential und auf den »psychoaffektiven Kern, der in der Tiefe seines Unbewußten vergraben ist«.

Auch sind die Aspekte, nach denen er seine Heilpädagogik ansetzt, nicht von didaktischen Überlegungen abhängig. Sie schöpfen »aus der tiefsten Tiefe körperlicher Erfahrungen, aus der affektiven Übertragung, die durch die Bewegung und Stellung des Körpers im Verhältnis zum anderen und zum Objekt entstanden ist«. Sie tendieren vor allem darauf, die Fähigkeit wiederzuwecken, nach und nach angebotene Errungenschaften einzusetzen.

So gelangt man dazu, »Bruno« zu studieren, so wie Generationen von Erziehern das Manuskript Itards studiert hatten.

Wird Bruno sprechen?

Jener Wilde ist stumm geblieben, und Bruno wird sprechen.

Mittels einer Therapie »großer Schlichtheit, doch mit erheblichem symbolischen Reichtum, der dieser Beziehung ihre Tiefe und Einfachheit verleiht«, wird hier der Bericht über die erziehungstechnische Entwicklung, von der Zeit der Assoziationspsychologie an dargestellt, die ein erstes nicht-verbales Einschreiten möglich machte; denn mit Itard erkannte man zum ersten Mal die Möglichkeit, eine Intelligenz auf einem anderen Weg als dem der Sprache zu erfassen. Er versuchte es mit Hilfe der von Gegenständen vermittelten sensorischen Erfahrung, da, – wie die damalige Philosophie es lehrte – Gedanken von den Sinnen herrühren.

Heutzutage finden wir den Ausgangspunkt oder zumindest die Voraussetzungen tiefer, in den ersten extentiellen Erfahrungen und den ersten affektiven Spannungen.

Wir haben die Ära des Sensorischen erlebt und treten nun in die Ära der Psychomotorik ein. Damit sollen die früheren Erfahrungen, wie man auf Grund einer zu simplen Schlußfolgerung meinen könnte, nicht etwa ausgeschlossen, sondern sie sollen weitgehend erhellt werden.

In dieser Verschachtelung der Verhaltensweisen gelingt es dem Therapeuten immer mehr, bis zu den ganz archaischen Strukturen hinunterzusteigen.

Lange Zeit stand die sensomotorische Erziehung am Ausgangspunkt einer möglichen Heilpädagogik; nunmehr entdeckte man eine Eingriffsmöglichkeit, die das Individuum in seiner psychischen Gesamtheit zum Fühlen und zur Kommunikation befähigt. Dann, wenn einmal die wesentlichen Barrieren zwischen ihm und der Welt überwunden sind, wird man ihm Verhaltensweisen beibringen können, die ihn befähigen, Objekte bewußt zu ergreifen und seine Umwelt zu verstehen, Verhaltensweisen, die typische Merkmale des Menschen sind.

Viel wurde bereits zum Thema der Ursachen des Autismus und der Debilität geschrieben – und auch praktisch versucht. Dieses Buch – das ein Ergebnis darlegt – ist die erste Darlegung eines »Aufhebens der Blockierung« dieser Behinderten.

Diese Methode ist bereits sehr durchdacht und durchgearbeitet und geht bedeutend weiter als die Versuche von mothering (»maternage«) und Kommunikation über verschiedene Materien etc., wie sie hie und da unternommen worden waren. Sie demonstriert unter Berücksichtigung unserer jüngsten Erkenntnisse, was eine Einflußnahme bei Behinderten bewirkt: ein Austausch, der die verbale Dialektik weit hinter sich lassend die Person des Therapeuten mehr als in der Praxis eines Psychiaters oder Heilpädagogen ebenso stark wie jene des Behandelten zum Einsatz bringt.

Gewiß, sagen die Autoren,»wir tun keine Wunder«. Bei Bruno liegt ein organisches Gebrechen vor; außerdem gäbe es bei einem Wunder nichts zu begreifen. Aber wie seinerzeit Victor wird Bruno für lange Zeit der Schlüssel für neue Entdeckungen bleiben. Er stellt Fragen über die Komplexität der Entwicklung des Normalen und vollzieht experimentell die Synthese jener Wegstrecke, die manche Kinder, eingemauert in ihrer Unfähigkeit, zu nehmen und sich mitzuteilen, nicht zurücklegen können. Er hat vielleicht einen Weg erschlossen, der zur Heilung führt.

A. Michelet

Vorbemerkungen

Seit mehreren Jahren arbeiten Bernard Aucouturier und ich zusammen. Wir vergleichen unsere Erfahrungen und Ansichten und versuchen, unsere Auffassungen zu strukturieren ... sie immer wieder neu zu strukturieren, denn unsere Forschungsarbeit unterliegt einer ständigen Entwicklung.

Unsere Auffassung ist dialektisch, eine konstante Dialektik zwischen Denken und Arbeit; unsere theoretischen Konzeptionen entstehen während der Arbeit selbst, in der Beziehung zum Kinde, zum Erwachsenen, zur Gruppe: Gegenüberstellung verschiedener und vielfältiger Erfahrungen.

Auf der Ebene dieser Strukturierung ist unsere Zusammenarbeit aufgebaut, mit möglicher Einwirkung durch fremde Beiträge verschiedenster Gedankenströmungen. Die auf solche Weise erhaltene theoretische Struktur wird wiederum mit der Praxis konfrontiert, die sie beeinflußt und modifiziert. Diese neuen Erfahrungen werden ihrerseits zu einer Neugestaltung der Theorie führen.

Nichts ist bei dieser dialektischen Konstruktion jemals vollendet, nichts ist endgültig. Und doch ordnet sich diese Konstruktion allmählich um einen Kern herum, der aus all dem besteht, was sowohl der Konfrontation mit unserer individuellen Praxis als auch der theoretischen Analyse, die wir davon gemeinsam aufstellen, standgehalten hat.

Dieser Kern oder vielmehr diese dynamische Achse ist das gemeinsame Gerüst unserer Arbeit.

Von hier ausgehend können wir, jeder entsprechend seiner Persönlichkeit, seiner Interessen, seiner beruflichen Qualifikationen, in diesen Sitzungen oder Lehrgängen, für die man sich auf die Bezeichnung »Psychomotorische

Lehrgänge« einigte (mit der ganzen Zwiespältigkeit, die diesem Worte anhaftet) unsere Arbeit unterschiedlich gestalten.

Mögen manche diese Verschiedenheit der Erfahrungen als Zersplitterung ansehen. Für uns bedeutet sie im Gegenteil Konzentration. Durch das Erforschen unserer psychomotorischen Handlungsmöglichkeiten können wir auf sehr verschiedenen Gebieten deren gemeinsame Punkte freilegen, die in der Folge Allgemeinwert erlangen.

Von der Geburt bis ins Alter, vom »normalen« bis zum schwerstpathologischen Zustand (Psychose, Spastizität etc.), von der Individual- bis zur Gruppenbeziehung, von der Erziehung bis zur Therapie, suchen wir eine Einheitlichkeit in den Auffassungen zu entwickeln, die auf diesem Begriff der Einheitlichkeit, diesem Begriff der Globalität des menschlichen Wesens beruht, welche die einseitigen Annäherungsschritte und Sondertechniken überschreitet.

Diese verschiedenen Forschungen veranlassen uns zu der Meinung, daß der wesentliche Kern, um den herum sich alles ordnet und organisiert, der die Entfaltung der Persönlichkeit ermöglicht oder hemmt, bei allen Fällen der mehr oder weniger verdrängte psycho-affektive Kern eines jeden Wesens ist.

Dieser psycho-affektive Kern, den wir das »Tiefen-Ich« nennen könnten, ist sehr an körperliche Erfahrungen gebunden, an die Spannungsmodulationen des körperlichen Erlebens, an die affektive Übertragung, die von der Bewegung und der körperlichen Situation in bezug auf den anderen und auf das Objekt hervorgerufen wird. Wir stehen hier am Angelpunkt des Biologischen und des Psychologischen.

Auf dieser Ebene beabsichtigen wir, anzusetzen. Auf dieser Ebene liegt die psychomotorische Therapie Brunos. Für uns besitzt sie den Wert eines überzeugenden Experimentes, gliedert sich jedoch in ein umfassenderes Projekt ein; es ging darum, Konzeptionen, die wir aus anderen pädagogischen und heilpädagogischen Erfahrungen herausgeschält hatten, durch die therapeutische Praxis zu beweisen.

Ich bemühe mich nun, diese von uns gemeinsam erarbeitete Konzeption schriftlich darzustellen, da ich diese Ausdrucksart bevorzuge.

Bernard Aucouturier zieht das Bild als Ausdrucksmittel vor, begleitet den ablaufenden Film mit, wodurch es ermöglicht wird, das Wahrnehmen einer Methode und die Bildung theoretischer Auffassungen, auf die sie sich stützen, gleichzeitig zu assoziieren. Auf diese Weise kam der Film »Bruno« zustande.

Dieser Film, den wir dem unterschiedlichsten Publikum vorgeführt haben – Psychoanalytikern, Psychiatern, Psychologen, verschiedenen Erziehern und Heilpädagogen – wirft einige der grundlegenden Probleme der Erziehung und der Behandlung auf. Unter den Verfechtern verschiedener Theorien, verschiedener Schulen – der psychoanalytischen, der psychogenetischen, der von Rogers, der behavioristischen usw. – hat er leidenschaftliche Kontroversen entfacht, wobei jeder trachtete, die Entwicklung des Kindes und die Entwicklung der Behandlung mit seinem Gedankenmodell in Einklang zu bringen.

Diese Wortgefechte waren für uns äußerst interessant; sie beweisen jedenfalls, daß ein- und dieselbe Aktionsfolge sehr unterschiedlich ausgelegt werden kann, je nach der Schule, in der man seine Ausbildung erworben hatte.

Der folgende Text beinhaltet unsere eigene Auslegung, die nach dem Film gemeinsam erarbeitet wurde, aber auch die Analyse der eigenen Erfahrungen des Therapeuten und der Tonbandaufzeichnungen der Angaben, die von den Eltern zu verschiedenen Perioden der Entwicklung des Kindes gemacht wurden.

Diese rationelle Analyse, die uns diese Dokumente a posteriori ermöglichen, soll nicht die entscheidende Bedeutung verhüllen, die dem Therapeuten in dieser Beziehung persönlich zukommt.

Er nimmt persönlich ganz daran teil; er begibt sich mit dem Kind in einen infraverbalen, authentischen Dialog, bei dem jeder den Körper des anderen erlebt.

Eine Kommunikation auf derart primitiver Ebene mit einem derart gestörten Kind ist feinnuanciert: eine Haltung, ein Blick, die geringste Spannung, ein Lächeln, ein Innehalten, eine Geste. All dies wird gezwungenerweise »erlebt« und ist rationell nicht kontrollierbar, da sonst die ganze Echtheit verlorenginge. Was das Kind jedoch empfindet, ist die Echtheit, nicht die Theorie. Der Therapeut muß also auf seine Spontaneität vertrauen.

Dies kann er nur soweit erfolgreich tun, als er seine eigenen Impulse »beherrscht« und als er seine Erkenntnisse und Ziele zuinnerst integriert hat, so weit integriert, daß sie zum Bestandteil seines Wesens geworden sind und sich in seine Handlungen unmittelbar eingliedern.

Dann kann er dem Kind vollkommen zur Verfügung stehen und mit ihm jenen Dialog aus motorischen Fragen und Antworten herbeiführen, der in jedem einzelnen Augenblick die Anforderungen seiner Entwicklung berücksichtigt.

Es handelt sich hier um eine Art »Empathie-Verhalten« auf körperlicher Ebene, auf psycho-tonischer Ebene.

Authentizität, Bereitschaft, Empathie, grundlegende Begriffe der Psychologie nach Rogers, die jene Bedeutung bekräftigen, die wir der Person in ihrer ganzen psychomotorischen Beziehung einräumen, die als helfende Beziehung gelten will: dies sind für uns die wesentlichen Eigenschaften des Pädagogen, des Heilpädagogen und des Therapeuten.

Damit kommen wir auf ihre Ausbildung und auf die Rolle zu sprechen, die wir beide – einer wie der andere – als

Ausbilder spielen. Theoretische Kenntnisse (Physiologie, Psychologie, Psychopädagogik, Psychopathologie usw.) sind selbstverständliche Voraussetzungen, bleiben jedoch in einer psychomotorischen Beziehung solange nutzlos, bis sie auf Körperebene erlebt und dadurch in die Ebene der globalen Person integriert wurden.

Der Praktiker muß diese Bedingungen einer infraverbalen Kommunikation, seine Beziehung zum eigenen Körper, zum Objekt, zum Raum, zum anderen, zur Gruppe erleben. Er muß diese Situationen erleben, nicht nur zum Verständnis dessen, was das Kind erlebt, sondern auch, um darin seine eigene Authentizität zu finden, sich dabei seiner Impulse, seiner Barrieren und seiner Abwehr bewußt zu werden und um dabei seine Bereitschaft (disponibilité) zu entwickeln. Darum gilt unser Interesse der Ausbildung der Person des Erziehers genau so, wie wir uns für die Person des Kindes interessieren.

Diese Vorbemerkungen schienen uns vor der Niederschrift dieses Buches unerläßlich. Der Fall Bruno, die Entwicklung seiner psychomotorischen Therapie schienen in der Tat ziemlich viele unserer Auffassungen über psychomotorische Beziehungen, ob therapeutischer oder pädagogischer Natur, zu bestätigen.

Diese Auffassungen, die zur Verbalisierng notgedrungenerweise intellektualisiert werden mußten, sind nur abstrakte Ideen, solange sie nicht in einer authentischen Beziehung Gestalt annehmen.

A. Lapierre

Brunos Vergangenheit

Als er Bernard vorgestellt wird, ist Bruno siebeneinhalb
Jahre alt. Bruno spricht nicht. Nur mit Hilfe der Angaben
seiner Eltern, insbesondere seiner Mutter können wir sei-
ne Geschichte rekonstruieren. Durch die Subjektivität der Schilderung hindurch müssen
wir versuchen, die objektiven Tatsachen zu durchschauen
und herauszufinden, in welcher Art und Weise die Eltern
sie erlebt haben, wobei für das Kind vielleicht der letztge-
nannte Aspekt ebenso wichtig sein kann wie der erstge-
nannte.

Medizinische Vorgeschichte und motorische Entwicklung

Sie wird vom Vater geschildert. Er ist Arzt und bringt den
Sachverhalt mit klinischer Genauigkeit.
Die Schwangerschaft war kompliziert; Blutungen mach-
ten eine Hormonbehandlung erforderlich. Die Entbin-
dung, die vierzehn Tage nach dem vorgesehenen Termin
erfolge, mußte durch Infusionen eingeleitet werden.
Die Mutter gibt an, daß sie nach einer schweren Lungenkrankheit, die eine schwierige und damals sehr seltene
Operation sowie mehrere Monate Bettruhe erforderte,
zum Zeitpunkt der Entbindung sehr geschwächt war.
Während der Wehen mußten infolge mehrerer drohender
Herzschwächen herzstärkende Injektionen gegeben werden. Sie glaubt, daß dies dem Kind geschadet habe.
Das Kind, so sagt der Vater, habe sich in Steißlage prä-
sentiert, die Geburtshelfer hätten jedoch, wie die Mutter
ergänzt, einem Kaiserschnitt nicht zugestimmt. Darauf-
hin mußte unter Vollnarkose eine Wendung mittels Ge-
burtszange vorgenommen werden. Unter der Maske soll

die Mutter eine Zyanose gehabt haben. Das Kind sei an der rechten Schläfe tief verletzt worden. Bei der Geburt hat der Vater keine archaischen Reflexe (insbesondere Lauf-Reflex) festgestellt, hingegen war der Saugreflex normal vorhanden. Schon am Tage nach der Geburt trinkt der Säugling aus dem Fläschchen und saugt an seinem Daumen. Die Knochen-Sehnen-Reflexe und die Fußsohlenreflexe wurden stets als normal befunden. Die motorische Entwicklung hingegen ist im Rückstand. Mit ungefähr 12 Monaten sitzt Bruno aufrecht, aber erst nach 19 Monaten gelingt es ihm, sich allein aufzusetzen. Seine ersten Schritte tut er gegen den 20. Monat, aber erst mit ungefähr zwei Jahren kann er allein gehen, und erst mit 34 Monaten bringt er es fertig, allein aufzustehen.

Diese motorischen Schwierigkeiten stehen mit dem organischen Zerebralschaden in Zusammenhang. Ist dies jedoch die einzige Ursache? Auf Grund mancher Umstände darf man dies bezweifeln. Tatsächlich beobachtet man im Verhalten Brunos drei Episoden, in denen er das Gehen verweigerte. Überlegte, aggressive und verlängerte Weigerungen, die weit über eine harmlose Laune hinausgingen.

Dazu eine der von der Mutter geschilderten Episoden, die sich im Alter von ungefähr zweieinhalb Jahren zutrug: »Ich holte für F. ... (zu diesem Zeitpunkt war die Schwester Brunos etwas über ein Jahr alt und konnte noch nicht recht gut laufen) einen Sportkinderwagen. Als er sah, daß seine Schwester im Kinderwagen saß, weigerte er sich, zu gehen, und begann zu schreien, zu brüllen. – Acht Tage ist er nicht gegangen. Wir versuchten täglich, ihm dabei zu helfen, umsonst.«

Solch eine Verstocktheit bei einem zweieinhalbjährigen Kind macht stutzig.

In der Folge finden sich in den Erzählungen der Eltern mehrere Beispiele dieses heftigen und anhaltenden Trotzverhaltens, die mit Phasen der Apathie alternieren.

Bruno fällt oft und ungeschickt hin. Im Alter von vier Jahren bricht er sich das rechte Schlüsselbein, und sein Arm bleibt einen Monat lang bandagiert. Er entwickelt in dieser Situation keinen Adaptationsprozeß, er bedient sich nicht seiner linken Hand, sondern benutzt die rechte wieder, sobald der Verband abgenommen wird.

»Wenn er hinfiel«, sagt die Mutter, »blieb er regungslos liegen. Alle Reflexe hat man provozieren müssen ... er weigerte sich sogar, nach dem Trinken den Mund zu schließen.« Diese Weigerung hielt übrigens lange an. Diese Ablehnung des Ergreifens mit Lippen und Mund stellt Bettelheim bei gewissen psychotischen Kindern fest.

Im Alter von ungefähr viereinhalb Jahren zeigen sich bei Bruno »Absenzen«; »er brach zusammen, verdrehte die Augen ... und nach seinen › Absenzen‹ stand er sofort wieder auf«. Das Elektroenzephalogramm zeigt diffuse elektrische Anzeichen von Epilepsie. Die verschriebenen Medikamente bringen diese Absenzen zum Verschwinden. Im EEG, das ein Jahr später angefertigt wird, verzeichnet man eine deutliche Besserung.

Die Medikation wird geändert, da »Bruno sich den Bemühungen, ihm die Medikamente zu verabreichen, heftig widersetzte«.

Die physische Gesundheit des Kindes scheint normal; Nasenschleimhaut- und Rachenentzündungen vor allem vom 3. bis 5. Lebensjahr, schwere Masern mit 4 Jahren, Feuchtblattern mit 5 Jahren.

Eine Sache verdient jedoch, erwähnt zu werden: eine Harnverhaltung mit ungefähr drei Jahren, oder »genauer gesagt, sehr seltene Miktionen ... das Intervall zwischen zwei Miktionen konnte bis sechsunddreißig Stunden erreichen ...«. Die damals erfolgte Harnuntersuchung und Urographie ließen nichts erkennen, es sei denn eine Ausdehnung der Harnblase.

Auch das Reinwerden bringt Probleme mit sich: vor dem WC gibt es Gebrüll, »Schüttelkrämpfe«, heftigen Widerstand. Dieses Verhalten wurde nur aufgegeben, um der Passivität Platz zu machen. »Er konnte dort Stunden verbringen ...«

Im Kindergarten geht er nicht aufs WC.

Seine Schwierigkeiten haben eher mit der Verhaltung als mit dem Harnfluß (incontinence) zu tun, was vermutlich die Erweiterung der Harnblase erklärt.

Auch hier wird eine organische Begründung als Erklärung geliefert: »Abnormale Entleerung der Harnblase infolge schlechten Reflexes.«

Aber »wenn er geredet hätte,« sagt uns die Mutter, »so wäre er früher reingeworden.«

Nach mühevollem Lernvorgang zur Beeinflußung seiner Gesten, ißt Bruno zum Teil allein, jedoch ohne libidinösen Einsatz. Aus diesem Grunde sagt auch seine Mutter, ruft der Anblick des Essens bei ihm keine Reaktion hervor, löst weder Bevorzugung, noch Ablehnung aus. Erst nach der psychomotorischen Behandlung wird er in der Folge aus seiner Passivität heraustreten, indem er seine Vorlieben und Abneigungen durch den Versuch manifestiert, sich selbst zu bedienen, d. h. seine persönliche Auswahl zu treffen.

Bruno zeigt sehr wenig Interesse an Gegenständen, die er im übrigen infolge der motorischen Störungen mit Schwierigkeit handhabt; er spielt nicht mit den Dingen, wie Kinder es für gewöhnlich tun. Er zeigt überhaupt keine strukturierende Aktivität.

Diese Passivität im Handeln steht in krassem Widerspruch zu seinem Interesse am Handeln anderer, wenn er nur nicht darin miteinbezogen wird und dabei keine Rolle zu spielen hat. Darum interessiert er sich für das Zuschauen, für die Spiele anderer, insbesondere für das Kugelspiel (»Pétanque«).

Bruno schaut zu, doch er ahmt nicht nach. Wenngleich er ablehnt, als Akteur beteiligt zu sein, so bleibt er allemal Zuschauer: Dies unterscheidet ihn von den im Autismus völlig eingekapselten Kindern, die alles negieren, sogar das Vorhandensein der Außenwelt. Wahrscheinlich hängt dieser Punkt mit der Möglichkeit der Ausformung der Sprache zusammen; das Kind gibt keine Äußerung, keine »Aussendung« von sich (denn »Senden« wäre ein Handeln), sondern beharrt darin, wenigstens zum Teil, zu empfangen.

Bei Bruno ist also das Handeln gehemmt, ohne das keine Kommunikation entstehen kann, da diese einen dialektischen Austausch zwischen zwei Handelnden erfordert, die sich gegenseitig antworten. Die affektive Einbeziehung des Ich in diese Relation, in der mein Handeln die Antwort des anderen auslöst, wird das Entstehen des Kausalitätsbegriffes möglich machen.

Darum sagen wir, daß jede Beziehung, die den anderen auf den Rang eines passiven »Empfängers« herabsetzt, dem es unmöglich gemacht wird, auf den »Sender« einzuwirken, eine entfremdete Beziehung ist. Leider finden wir davon unzählige Beispiele im Unterrichtswesen ... und in der heutigen Gesellschaft.

Verhaltensentfaltung

Sie wird vor allem von Brunos Mutter geschildert und kommentiert. Durch ihre Erzählung hindurch wird die Art erkennbar, mit der sie selbst die Schwierigkeiten ihrer Kinder erlebte. Aus diesem Grunde geben wir manche ihrer Äußerungen wortgetreu wieder.

Bruno blieb nur acht Tage bei seinen Eltern, da ihn seine von ihrer Operation und ihrer Lungenkrankheit sehr erschöpfte Mutter einer Pflegemutter anvertrauen mußte und ihn erst abends nach Hause holen konnte.

»Er weinte nie, außer, wenn er zu mir kam.«

Eine Anekdote aus jener Zeit, als Bruno 1½ Monate alt war. Seine Mutter hielt sich damals »gerade noch auf den

Beinen« und Bruno wurde von ihrer Schwägerin bei der
Pflegemutter abgeholt. »Er hat den ganzen Tag geweint,
hat aber zu weinen aufgehört, sobald sie unten im Wohn-
haus der Pflegemutter ankamen ... er hat einen sehr aus-
geprägten Orientierungssinn ...«
Als er zwei Monate alt und wieder bei der Mutter ist,
weint Bruno nicht mehr. Er bleibt gern liegen. Sie zögert,
ihn zu viel im Arm zu halten. »Meine Eltern haben meine
Geschwister viel zu viel verwöhnt.« Jeden Nachmittag
jedoch »versucht« seine Mutter, »ihn auf ihrem Schoße
sitzend für etwas zu interessieren, aber er konnte nicht sit-
zenbleiben«.
»Die Worte ›Papa‹ und ›Mama‹ kamen aus ihm nicht heraus, er hing an unseren Lippen. Er zeigte kurze Regungen
der Freude ... aber er führte nichts zum Mund.«
Mit 7 Monaten wog Bruno 10 kg, »er war prächtig«.
Als Bruno etwa 8 Monate alt ist, ist die Mutter wieder
»mit einem Mädchen schwanger« ... seit eineinhalb Monaten.
Sie wird ohnmächtig. »Von 10 bis 11 h 10 lag ich bewußt-
los auf dem Küchensteinboden.«
Auf acht Tage kommt Bruno zu seiner Pflegemutter zurück, dann zur Familie seines Onkels mütterlicherseits.
»Mein Bruder und meine Schwägerin haben ihn vergöt-
tert – er hat viel gelacht – sehen Sie, er hatte in zwei Monaten drei Zuhause.«
Bruno kommt auch zu seiner Großmutter mütterlicherseits. Ehe er zehn Monate wird, nimmt ihn die Mutter
wieder zu sich. »Er setzte sich überhaupt nicht mehr auf –
er hatte keinen Reflex mehr – nur seine Augen lebten.«
Ein Kinderarzt stellt sich die Frage, ob Bruno nicht taub
sei.
»Man stellte ihn in seinem Kinderställchen auf, er brüllte.
Da ich keinen Vergleich mit einem ersten Kind hatte,
hielt ich ihn nicht für zurückgeblieben. Ich hatte selbst
viele gesundheitliche Probleme – ich war am Rande einer

Sepsis. Es war ein Geschenk des Himmels, daß Bruno folgsam war.«

»Dann, eines Tages, sagte mir mein Schwager, ein Arzt: ›Dein Kind ist zurückgeblieben, es ist sehr krank.‹ Als er etwa 15 Monate war, sagte mir ein Kinderarzt: ›Wie ein Idiot sieht er nicht aus!‹«

Mit 18 Monaten wurde Bruno einem Spezialisten in Paris vorgestellt. Röntgen des Schädels, des Handgelenks, der Hüften. Bestimmung des Knochenalters. »Ich hätte nicht gedacht, daß mein Kind nicht so sei wie die anderen.« Als man sich dieser Tatsache bewußt wurde, herrschte eine gewisse Aufregung und Bestürzung. Die Mutter ließ sogar Fotos aufnehmen, »um von Bruno ein Andenken zu bewahren«. Aber »man merkte überhaupt nicht, daß er nicht gesund war«, und sie versuchte, mit der Lage fertig zu werden.

»Ich habe mich viel mit ihm befaßt.« »Ich habe mit seiner Rehabilitation begonnen, ihm kleine, geläufige Bewegungen, Löffel, Schalter beigebracht ... erst nach mehreren Monaten gelang es ihm, Licht anzuschalten.«

»Als Bruno 19 Monate alt war, behauptete ein weiterer Kinderarzt, daß ihm nichts fehle.« Er stopfte ihn mit Medikamenten voll und gab den simplen Rat, ›abzuwarten‹ ... dies hat nichts gebracht.«

Die Sprache kam immer noch nicht.

Später redete ein Psychiater von Psychose.

Mit drei Jahren beginnen durch die Kindergartenaufnahme die Schwierigkeiten mit der sozialen Integration.

Bruno geht in den Kindergarten, wo er sich laut Aussage der Mutter gut eingewöhnt hat. Er ist glücklich, im Kreise anderer Kinder zu sein, keine Tränen, keine Aggressivität. Er macht Fortschritte, »er setzt sich allein nieder« ... er steigt auf in die höhere Gruppe. Er beginnt ein zweites Jahr mit einer anderer Lehrerin, von der »er nicht akzeptiert wird« – »Unverträglichkeit«, sagt der Vater, was auf reziproke Ablehnung schließen läßt.

Mitten im Schuljahr herausgenommen, wechselt er den Kindergarten und befindet sich mit seiner um 15 Monate jüngeren Schwester in einem anderen Kindergarten. »Bruno ging gerne hin.« Die Eltern unternehmen jedoch Schritte, um ihn in einem Spezialinstitut unterzubringen (»Institut Médico-Pédagogique«). Ihr Antrag wird abgelehnt. Von dieser zeitweilig geplanten Lösung kamen die Eltern übrigens später ab: »Ich wollte nicht, daß er in ein Institut kommt, in dem man schwere und mittlere Debile aufnimmt, denn ich will ihm kein Mal aufstempeln.« Er besucht daher eine Privatschule, wo »man ihn gut aufnimmt und mit großer Hingabe und Sachkenntnis beschäftigt ... binnen drei Tagen geht er auf die Toilette, wogegen er hier (zu Hause) vor der Tür brüllte«. Dort bleibt er ein Jahr. Dann wird er vom Sonderinspektor des Erziehungsministeriums in eine Sonderanstalt gebracht. Er ist siebeneinhalb Jahre alt. »Im ersten Jahr ist er von früh bis spät im Arm der Erzieherin. – Ich war dagegen, denn er sollte etwas lernen. In dieser Anstalt aß er nicht mehr und trank nicht mehr. Ich war dagegen.« Zum Zeitpunkt des Eintritts in diese Anstalt, Oktober 1971, beginnt die psychomotorische Therapie.

Heilpädagogische Förderungen

Seit dem Alter von fünfeinhalb bis sechs Jahren hat Bruno an Bewegungstherapie-Sitzungen teilgenommen. Die Mutter ist der Ansicht, daß sie anfänglich sehr erfolgreich waren.
Die im gleichen Alter begonnenen sprachtherapeutischen Sitzungen wurden von zwei verschiedenen Logopäden weitergeführt. Brunos Mutter hilft den Logopäden, indem sie mit Bruno häufig zu Hause weiterarbeitet. Bruno

spricht spontan keine artikulierte Silbe aus, sein Wortschatz beschränkt sich auf »Pa«, »Ma«, »mag ni« (»ve pas«). Während der ganzen Therapie nahm Bruno an sprechtherapeutischen Sitzungen teil. Bernard versuchte, mit der Logopädin zusammenzuarbeiten, aber ohne Erfolg.

So sieht kurz zusammengefaßt die Vorgeschichte Brunos zum Zeitpunkt des Einsetzens der psychomotorischen Therapie aus.

Es liegt nicht in unserer Absicht, diese Tatsachen zu analysieren, auch nicht die Worte, mit welchen die Eltern sie geschildert haben. Wir haben sie nur wiedergegeben, um Brunos Situation im Rahmen der medizinischen Nosologie und der familiären sowie sozialen Dynamik aufzuzeigen. Es ist Aufgabe des Lesers, sich selbst seine persönliche Meinung zu bilden.

Es ist klar, daß dieses Kind infolge Geburtstraumen organische Verletzungen erlitten hatte. Nicht weniger klar scheint uns jedoch, daß sich aus den durch diese Verletzungen entstandenen Störungen je nach der psychologischen Richtung der jeweiligen Therapeuten eine besondere psycho-affektive Dynamik entwickelt hat, die ihrerseits an den Schwierigkeiten des Kindes mitbeteiligt ist.

Hier haben wir im übrigen, wie Maud Manoni (»Das zurückgebliebene Kind und seine Mutter«) es richtig demonstrierte, eine bei diesen Arten von Situationen ständige und unvermeidliche Erscheinung. Es ist sehr schwer, das »Organische« von dem »Psychologischen« zu trennen, und die Behauptung eines Neurologen, derzufolge Bruno niemals sprechen würde, »weil das Sprachzentrum zerstört worden war«, scheint uns recht fragwürdig ... überdies wird sie von den Ereignissen widerlegt.

Organische Schäden können wir nicht leugnen, wir sollten sie aber auch nicht überbewerten. Da ist das Kind mit seinen Problemen, seinen »Schwächen«, seinen »Mängeln«, aber auch mit seinen Möglichkeiten, und wir lehnen es ab, seine potentiellen Grenzen im vorhinein und unwiderruflich festzulegen.

All diese Diagnosen und Strukturen, in deren Rahmen man das Kind gestellt hat, sollten wir möglichst wenig beachten und eine neue Beziehung herstellen, eine existentielle, nicht von nosologischen Bedenken vermittelte, vorurteilsfreie Beziehung.

Erster Kontakt und Beobachtung

Bruno ist unbekleidet, er trägt nur eine Badehose. Seine körperliche Entwicklung ist für sein Alter normal. Seine ungeschickten, ziemlich unkoordinierten Gesten mit einigen Ansätzen athetotischer Bewegungen lassen sofort an ein relativ leichtes hirnmotorisches Gebrechen denken. Der Gang ist gestört, schwerfällig; man hat den Eindruck, daß er bei jedem Schritt ein fragliches Gleichgewicht immer wieder aufs neue herstellen muß. Er wird nicht vom normalen Schwingen der Arme begleitet, sondern schlecht beherrschte tonische Anspannungen tendieren dazu, die Arme und Hände übertrieben zu spreizen, die Ellenbogen abzuwinkeln. Es sind dazu noch bei emotionalen Entladungen flügelschlagartige Armbewegungen und schlenkernde Hände zu bemerken, wie sie häufig bei diesem Kindertypus auftreten. Dann wieder sind es krampfartige Bewegungen mit Armverdrehungen, spontane weitausholende Bewegungen, die auch aus emotionalen Spannungen hervorzugehen scheinen. Obwohl er die aufrechte Haltung und das Gehen erlernt hat, zieht Bruno es noch vor, sich auf allen Vieren fortzubewegen, und dies scheint ihm Vergnügen zu bereiten. Ohne sichtliches Ziel bewegt er sich im Saal fort und interessiert sich kaum für die Objekte, er berührt sie nicht, er greift nicht nach ihnen. Sein Blick wandert manchmal zu Bernard oder zum Kameramann. Aber das dominierende Symptom ist das Fehlen der Sprache. Bruno spricht nicht, er stößt nur unartikulierte Schreie ohne jede phonetische Ordnung aus. Die Eltern sind bei diesem ersten Kontakt nicht anwesend, obwohl sie eingeladen worden waren, sie werden ebensowenig an den folgenden Sitzungen teilnehmen. Sie erwarten das Kind in einem angrenzenden Raum.

Was ist von dieser Beobachtung zu halten? Wie ist die Therapie von diesem Ausgangspunkt her anzusetzen und auszurichten?

Die »klassischen« Auffassungen der Heilpädagogik hätten die negativen Aspekte berücksichtigt (Mangel an motorischer Koordination, Schwierigkeiten beim Bewahren des Gleichgewichts und beim Umhergehen, Stummheit ...) und sich auf einen Versuch orientiert, diese Mängel zu reduzieren: Koordinationsübungen, statisches und dynamisches Gleichgewichtshalten, Sprechen. So war man mit Bruno bisher verfahren, und so wären vermutlich auch wir einige Jahre früher vorgegangen.

Aber unsere Erfahrung hat uns gelehrt, daß diese Art von instrumentaler Heilpädagogik, die auf die Schwächen des Kindes zentriert ist, auf seine sichtbaren »Mankos«, nur begrenzte Aussichten hat; aus verschiedenen Gründen, die wir analysieren müssen:

– Einerseits bezieht sich diese Art von Heilpädagogik nur auf die Verhaltensweisen, ohne Modifizierung der hintergründigen tiefen Strukturen der Persönlichkeit. Sind diese tiefen, unbewußten Strukturen zu sehr gestört, kann keine symptomatische Umerziehung Erfolg bringen.
– Andererseits schafft sie einen bewußten oder unbewußten Konflikt mit dem Kind, das seine Symptome, mittels derer es sich ausdrückt, »verteidigt«.

Dies führt nur dazu, die Mängel aufzuwerten und zu strukturieren, indem man sie institutionalisiert.

Und vor allem wird dadurch die Möglichkeit genommen, mit dem Kind eine offene und vertrauensvolle Beziehung herzustellen, die die allererste Voraussetzung für seine Entfaltung ist.

Statt uns also auf die negativen Aspekte zu konzentrieren, haben wir nun beschlossen, mit dem zu arbeiten, was in dem Kind an Positivem vorhanden ist, davon ausgehend, was es spontan tut, was es zu tun versteht, was es mag. Denn es gibt keine Handlung ohne Grund, und das, was ein Kind spontan tut, entspricht immer seinen tiefen Motivationen. An uns liegt es, zu verstehen, was dieses Tun wirklich ausdrückt – und darauf durch unser eigenes Tun zu antworten.

Bruno hat Schwierigkeiten sich aufrecht zu halten, und man will ihn dazu bringen, daß er koordiniert geht. Bruno interessiert sich nicht für die Dinge, und man will, daß er mit ihnen lebt. Bruno spricht nicht, und man will ihn dazu bringen, daß er spricht.

Zuerst muß er von diesen Konflikten befreit werden; ob diese nur innerlich (Konflikt zwischen seinem bewußten und seinem unbewußten Wunsch) oder äußerlich (Konflikt mit dem Wunsche des Erwachsenen) sind, ist für uns zunächst unbedeutend. Im übrigen ist festzustellen, daß der bewußte Wunsch meistens die Projektion, das Einverleiben des Wunsches des Erwachsenen ist.

Bernard nimmt sich daher vor, in Fußbodennähe zu arbeiten, zu Beginn keine Objekte zu benutzen und kein gesprochenes Wort zu verwenden. So begibt er sich auf die Ebene des Kindes und baut dessen Konflikte ab.

Gibt es etwas Positives in Brunos Verhalten?
– Die Vierfüßler-Stellung. Auch Bernard nimmt in den ersten Sitzungen diese Stellung ein, um ihm auf diese Weise durch körperliche Imitation nahezukommen.
– Das Interesse Brunos am Körper des anderen, sein Wunsch, diesen zu berühren, körperliche Kontakte herzustellen (erinnern wir uns an die Schilderung seiner Mutter »er war von früh bis spät im Arm der Erzieherin«). Bernard leiht ihm seinen Körper, er ist, um diese Kontakte noch enger, noch ursprünglicher werden zu lassen, nur mit einem leichten Short bekleidet und bietet ihm einen entblößten Körper, den Hautkontakt.
– Die Schreie Brunos. – Durch solche Schreie werden

sich die ersten akustischen Kommunikationen mit dem Kind ergeben.

Hier müssen wir auf zwei andere Prinzipien Bezug nehmen, die ebenfalls die Grundlagen unserer Arbeit bilden: a) Das Nachahmungsprinzip, das sich aus unseren eigenen Beobachtungen ableitet, und dessen Bestätigung wir in den experimentellen Forschungen von Pr. Montagner im Kindergarten fanden: wenn ein zweijähriges Kind mit einem anderen in Kommunikation treten will, so beginnt es, dessen Gesten nachzuahmen. Erst nach diesem Signal, diesem »Ritual«, sagt Pr. Montagner, im ethologischen Sinne des Wortes, bilden sich zwischen ihnen andere Kommunikationsarten: Austausch von Gegenständen, körperliche Kontakte, verbale Kommunikation.

Dies ist ein Vorgang, wie wir ihn oft am Beginn mit sehr gestörten Kindern anwenden, die jede Kommunikation ablehnen. Mit dem Nachahmen der Gesten des anderen gibt man ihm zu verstehen, daß man ihn akzeptiert. Ferner bedeutet es, einzusteigen in seine Dynamik und ihn als »Spielleiter« anzuerkennen, und symbolisch, daß man nicht den eigenen Wunsch aufzwingen, sondern sich dem seinen unterwerfen will. Selbstverständlich liegt dies alles auf einer unbewußten Ebene.

Dies reiht sich im übrigen in ein allgemeineres Prinzip ein, das sowohl unsere pädagogischen als auch therapeutischen Annäherungen lenkt: die Initiative dem Kind zu überlassen, ihn seinen Wunsch spontan ausdrücken zu lassen, dann an seinem Spiel teilzunehmen, um es durch unsere allmähliche Beteiligung unmittelbar aus dem Inneren seiner eigenen Dynamik zur Entfaltung zu bringen.

Die Entfaltungsdynamik des Kindes wird am häufigsten durch seine bewußte oder unbewußte Abhängigkeit gehemmt. Sobald das Kind die Dynamik seines eigenen Wunsches wiederfindet, schreitet seine Entfaltung sehr rasch fort.

b) Das zweite Prinzip, das als Leitlinie der Therapie dienen soll, ist der Begriff der »Kommunikation« und ihrer psychogenetischen Entwicklung. Für uns ist das gesprochene Wort die am höchsten entwickelte oder zumindest die strukturierteste, die kodifizierteste Form der Kommunikation. Der Zugang zum gesprochenen Wort erfordert das vorherige Durchschreiten der urprimitivsten Kommunikationsmittel, ihre progressive Assimilierung und ihr progressives Überschreiten.

Die Erfahrung hat uns gezeigt, daß ein Kind, das Sprechstörungen aufweist, immer Schwierigkeiten bei Ausdruck und Kommunikation auf anderen Ebenen hat.

Bei einem Kind, dem wie Bruno der Sprachausdruck völlig fehlt, muß folglich eine tiefe und sehr ursprüngliche Kommunikationsstörung vorliegen. Hier liegt die Grundhypothese, nach der die ganze Therapie ausgerichtet wurde und welche sich durch das spontane Auftauchen des Sprechens bestätigen sollte.

Wir fassen die verschiedenen Etappen der Kommunikation zusammen, da wir sie im Laufe der Sitzungen alle wiederfinden werden:

– Körperkontakte und vor allem Austausch von Lauten »stimmliches Üben« (»charges toniques«) mit der Mutter oder deren Stellvertreter.
– Distanzierung durch das Übergangsobjekt.
– Austausch durch den Schrei.
– Austausch durch Instrumentallaute (Mittler: akustische Objekte, akustische Gesten).
– Austausch von Gesten (Mittler: der mit Gesten verbundene Laut).
– Strukturierung der Sprache.

Selbstverständlich gibt es zwischen den verschiedenen Etappen wechselseitige Einflüsse und Überlagerungen, doch ändert dies nicht deren allgemeine Tendenz.

Fügen wir noch hinzu, daß die wesentliche Kommunikationsart, die der unterschwelligen Übertragung ist. Diese affektive Ladung entsteht, entwickelt und strukturiert

30

sich im Laufe der Anfangsphase. Sie ist mit körperlicher Lust (im Freudschen Sinne des Wortes) verbunden, das heißt, mit der diffusen und ursprünglichen Sexualität des Kindes. **Physiologisch ist sie mit den Spannungen der Artikulierung verbunden, mit dem subkortikalen sprachlichen Regulierungssystem, einem archaischen,»animalischen« System, das sich großteils der kortikalen Kontrolle entzieht, die hierbei nur eine hemmende Funktion innehat.**

Die spätere Entwicklung der anderen Kommunikationsarten, ihre Kortikalisation und ihre Intellektualisierung sind nach unserer Meinung nur Verfahren der Substitution, der »Sublimation«, könnten wir mit Freudschen Termini sagen.

Jede echte, tiefe, wahre Kommunikation, so rationalisiert und intellektualisiert sie auch sein mag, weckt in uns diese ursprüngliche Lust und läßt zumindest einen rückbezüglichen Ansatz dieser Artikulierungsspannungen neu entstehen.

Einer der Hauptgedanken, der hinter allen unseren edukativen, re-edukativen oder therapeutischen Interventionen steht, ist das Auffinden jener affektiven Übertragung, die die Entwicklung und Entfaltung der Kommunikation ermöglichen wird.

Hierzu müssen wir die regressiven Phasen der mehr oder minder tiefen nichtverbalen Ebenen ausnützen und fördern.

Im Falle Brunos kann man kaum von Regression sprechen, seine Entwicklung wurde auf der primitiven Ebene blockiert, und all seine Pseudo-Errungenschaften nur mühsam durch Konditionierung und Dressur erworben. Die Anforderungen seitens der Erwachsenen, die durch sein Alter und seine körperliche Erscheinung bedingt sind, zielen viel zu hoch, als daß er ihnen entsprechen könnte, und schließen ihn nur noch mehr in dem ein, was man als seinen »Autismus« bezeichnen könnte.

Eine echte Kommunikation kann mit ihm auf jenem Niveau entstehen, wo er antworten kann, das heißt, auf der primitivsten Ebene. Hier wird Bernard Aucouturier seinen Versuch ansetzen.

Mit den Eltern wurde vereinbart, daß Bruno zweimal wöchentlich kommt. Die Dauer der Sitzungen ist nicht im voraus festgelegt worden, es ist dem Kind überlassen, die Beziehung abzubrechen, wann immer es dies möchte. Auf diese Weise dauern in der Folge manche Sitzungen kaum eine Viertelstunde, andere wieder über eine Stunde. Die durchschnittliche Dauer liegt bei ungefähr dreiviertel Stunden.

Psychomotorische Therapie

1. Phase: Der Körperkontakt

Diese Therapie dauerte drei Jahre. Wir beschreiben hier jedoch nur das erste Jahr: einmal, weil während dieser Periode die wesentlichste Arbeit geleistet wurde, die »Deblockierung« (»déblocage«) der Beziehung, zum anderen, weil nur diese gefilmt werden konnte – was uns im nachhinein ermöglichte, darüber zu berichten und alle Einzelheiten zu analysieren.

Im großen Zimmer mit glattem Boden befinden sich Bernard und Bruno. Bernard ist nur mit leichten Shorts bekleidet, Bruno mit Slip und Unterhemd.

Es wird kein einziges Wort gesprochen und auch keines gesprochen werden, bis Bruno es nicht spontan – mehrere Monate später – von selbst tut. Der Beziehungsmodus darf keinesfalls verbal sein.

Bruno bewegt sich frei im Zimmer, und erforscht diesen unbekannten Raum. Bernard beobachtet ihn; er hat sich selbst jede verbale Intervention untersagt. Wie soll er diese Beziehung starten? Allein durch eine körperliche und motorische Ansprache, so primitiv und »unkulturell« wie möglich. Bernard wählt die Stellung auf allen Vieren, und beginnt, sich sehr langsam so fortzubewegen. Es handelt sich hier um einen Appell an einen Regressions-Modus, den wir in phylogenetisch als den »eines Tieres« bezeichnen könnten. Dann macht Bernard in der Mitte des Zimmers halt. Diese völlige Regungslosigkeit stellt einen stummen Appell dar (im vollsten Sinne des Wortes, denn es gibt ja sogar eine »gestuelle Stummheit«). Diese Aufforderung ist völlig neutral, denn sie läßt dem anderen die volle Freiheit der Initiative. Die völlige Unbeweglichkeit in der Mitte eines leeren Raumes wird immer als ein Appell empfunden. Wir bemerken dies oft beim Verhalten von Gruppen. Jedesmal, wenn ein Teilnehmer sich so unbeweglich verhält, zieht er unweigerlich die Aufmerksamkeit der anderen an und konzentriert diese auf sich. Die Lust, die er darob empfindet, zeigt deutlich, daß dieses Interesse seinem unbewußten Wunsch entspricht, den er durch diese wartende Haltung geäußert hat. In unserem Falle wenden wir dieses Mittel unserer Gestensprache sehr bewußt als Aufforderung an.

Bruno beantwortet sie und sucht sofort eine Beziehung des körperlichen Kontaktes. Er macht das, indem er von hinten zwischen die Beine Bernards schlüpft und den Kontakt mit Kopf und Händen sucht. Er bringt gleich zu Beginn seinen Körper in die Körperachse des anderen – eine Stellung, die sich in verschiedenen Positionen im Laufe vieler Sitzungen sehr oft und sehr lange wiederholte. Dieses spontane Suchen der Achsenkonkordanz oder zumindest der Ebenen körperlicher Symmetrie bestätigt die große Bedeutung, die Wallon dem Begriff der Körperachse beimißt. Für Bruno ist es vielleicht ein unbewußtes Sondieren der Identität des anderen.

Diese Stellung wird beibehalten, wenn Bruno seinen ganzen Körper in den Kontakt einbezieht, indem er sich auf dem Rücken Bernards in engster Berührung ausstreckt. Sie wird weiter beibehalten, als dieser sich auf dem Boden in Bauchlage begibt. Bruno verharrt im beruhigenden Kontakt seines Körpers auf dem Rücken Bernards, flach auf dem Bauch liegend, und beginnt, Kontakt mit Händen, Gesicht und Mund – auf dem Rücken Bernards – zu suchen. Von diesem Augenblick an interessiert er sich für das Gesicht des anderen, er neigt sich über dieses Gesicht, er sucht seinen Blick.

In dieser ganzen Phase ergibt sich der Kontakt von hinten, wodurch Bruno vermeiden kann, die Beziehung gleich beim ersten Mal von Angesicht zu Angesicht anzugehen. Bernard ist sehr passiv geblieben, er hat seinen Körper »hergeliehen«, indem er Bruno alle Initiativen überließ. Erst als Bruno sich für sein Gesicht interessiert, antwortet er mit einem Blick und einem Lächeln. Alle Körperkontakte, einschließlich derer mit den Füßen, probiert Bruno auf Bernards Rücken aus. Er zeigt seine Freude, er lächelt.

Nach diesen ersten Sitzungen unternimmt Bernard einen ersten Versuch, Bruno von seinem Körper zu entfernen; mit Bänken baut er einen geschlossenen, Geborgenheit vermittelnden Raum, in dem er verschiedenfarbige Matten auflegt (sehr weich anzugreifende Wollteppiche). Bruno läßt sich darauf kurz nieder, kehrt aber sehr rasch zurück, um den Körperkontakt zu verlangen, obwohl Bernard sich entfernt hat und an der Wand steht.

Für Bruno ist es noch zu früh, Distanz nehmen zu können. Er hat die primitive Lust und den primitiven Wunsch nach Körperkontakt, den er soeben wiedergefunden hatte, noch nicht erschöpft. Er muß ihn noch viel länger erleben, viel tiefer. Es werden Zwischenetappen nötig sein, ehe er imstande ist, seine affektive Übertragung auf Objekte zu verlangen.

Bernard versteht dies und besteht nicht darauf. Er begibt sich wieder in die Stellung auf allen Vieren. Bruno geht diesmal von der Seite heran und interessiert sich auf Anhieb für das Gesicht. Er unterbricht den Kontakt mehrmals und stellt ihn wieder her, indem er sich entfernt und wieder zurückkommt, mit den Entfernungen spielt, um jedesmal von neuem die Lust des Körperkontaktes zu erleben.

Man möchte annehmen, daß Bruno hier mit seinem Bedürfnis spielt, es wachhält und durch diese kleinen Frustrationen verstärkt, oder daß er sich vergewissern will, daß er es wunschgemäß immer wiederbekommen kann. Bernard benutzt diese Unterbrechungen, um seine Stellung zu verändern; er sitzt auf einer Bank. Das Kind kommt immer noch von hinten an ihn heran und stellt die axialen Stellungen her. Dann kniet er, auf den Fersen sitzend. Erst zu diesem Zeitpunkt beginnt Bernard, mit Gesten zu antworten, indem er selbst mit einer herzlichen und beruhigenden Geste das Kind mit der Hand berührt, vor allem über seinen Kopf streicht.

Dies löst bei Bruno eine primäre aggressive Reaktion aus; er zwickt mehrmals Bernards Schenkel. Dieser akzeptiert die Aggression, ohne seine Stellung zu ändern. Bruno richtet sich auf und stellt den Kontakt von vorne her. Seine Aggression ist oraler Natur. Er beißt mehrmals in die »Brust« Bernards, wobei er sich an ihn anklammert. Die meisten psychotischen Kinder äußern ihre Aggressivität in einer primären Form: sie schlagen nicht, sie zwicken, sie kratzen und beißen. Das sind Reaktionen, die dem Animalischen näher liegen als »Schläge«, die schon »humanisiertere« Muster darstellen.

Bernard macht sich vorsichtig frei, verharrt jedoch in seiner akzeptierenden Haltung. Bruno äußert seine Freude durch einen Schrei aus offenem Mund.

Es ist bemerkenswert, daß der spontane Schrei in der Beziehung nach dieser oralen Aggression erfolgte.

Das körperliche Zwiegespräch wird fortgesetzt, Bernard ist wieder auf allen Vieren. Bruno ihm gegenüber, in Rückenlage auf dem Boden, immer noch in der Achse, und er spielt mittels seiner Füße, dann der Beine mit dem Hals, den Schultern, dem Kopf, dem Gesicht Bernards, wodurch sich gleichzeitig ein Blickwechsel ergibt. Der Fußkontakt ist der distanzierteste, jener, der es ermöglicht, sich am wenigsten in der körperlichen Beziehung zu engagieren. Wir haben Gelegenheit, dies ständig bei Gruppen festzustellen.

Für Bruno ist es zweifellos eine gefahrlose Art der Annäherung, denn er kann sich durch allmähliches Hinrutschen ihm nähern, worauf er sich unter den Körper Bernards legt und seine Kontaktsuche dann mit den Händen um den Hals herum, dann um das Gesicht fortsetzt.

In diesem Moment erfolgt der erste akustische Dialog: Bruno gibt unartikulierte Schreie von sich, doch sein Gesicht drückt Freude aus. Bernard, der ebenfalls lächelt, antwortet ihm mit gleichartigen Schreien. Dieser Dialog endet mit dem Kontakt.

Wieder steigt Bruno auf Bernards Rücken, nimmt dann erneut seitlichen Kontakt, begleitet von Schreien, und legt sich dann wieder auf Bernards Rücken, läßt die Beine baumeln, den Kopf ganz nah am Gesicht Bernards, der nun anfängt, auf allen Vieren zu kriechen. Nun beginnt Bruno, den Kontakt mit seinem Therapeuten von vorne herzustellen, auch wenn dieser aufrecht steht.

Dieser körperliche Austausch dauerte ungefähr drei Monate. Erinnert er auch in mancher Hinsicht an das »mothering«, so ruft er noch viel mehr die Vorstellung einer völlig animalen Beziehung wach. Man muß unweigerlich an ein kleines Tier denken, das mit seiner Mutter spielt, was in phylogenetischer Sicht die Regression in ein noch primitiveres Stadium bedeutet.

Zwischen Bruno und Bernard hat dieser Dialog eine starke affektive Übertragung geschaffen, welche die Psycho-

analytiker »Transfer« nennen würden. Das Ziel des Therapeuten ist nun, nach und nach diese »Übertragung« zu
lösen, indem sie von sich ablenkt, und auf die Umwelt
nach außen richtet, um so dem Kind seine Selbständigkeit
wiederzugeben.

Hier liegt einer der fundamentalen Grundsätze unserer
Interventionen (seien sie nun edukativ, formativ oder
therapeutisch), nämlich die Bildung dieser positiven, affektiven Übertragung, um sie in der Folge nach und nach
auf andere Objekte umzulenken. Unserer Ansicht nach
bildet sie die Grundlage jeder Personensynamik. Von
hier aus entspringt der Wunsch nach Kommunikation,
der den Ausgangspunkt der Entwicklung aller Ausdrucksmöglichkeiten – die Sprache inbegriffen – bildet.
Es handelt sich um eine affektive Übertragung zum »anderen« hin, als menschliche Person, d. h. mehr oder minder Stellvertreter der Mutter. In einer Dyade wird die
Übertragung notwendigerweise auf die einzige anwesende Person, den Therapeuten, gelenkt, aber in einer Gruppenbeziehung kann sie auf andere Teilnehmer orientiert
werden, in einer gegenseitigen Beziehung mehr oder weniger diffus innerhalb der Gruppe. Diese affektive Übertragung bringt die Kohäsion und die in der Gruppendynamik wohlbekannte »Gruppenlust« (»plaisir du groupe«)
zuwege. Sie ist die erste Voraussetzung für jede Entfaltungsmöglichkeit.

2. Phase: Das Übertragungsobjekt – der Schrei

Um einen Teil der Gefühle des Kindes von sich abzulenken, um ihre Beziehung zu übertragen (médiatiser), zieht
Bernard einen Gegenstand hinzu.
Damit wird das wohlbekannte Stadium des »Übertragungsobjektes«, das in der Entwicklung des normalen
Kindes eine wichtige Phase darstellt, wieder hergestellt.

Dieser Gegenstand, den die Mutter dem Kind reicht, ist mit ihrer affektiven Präsenz behaftet und das Kind kann darauf einen Teil seiner Gefühle übertragen; diesen Gegenstand trägt das Kind überall mit sich herum und kann ohne ihn nicht einschlafen. Er ermöglicht dem Kind eine erste Distanzierung und mildert die erste affektive Distanzierung, diesen ersen Schritt zur Selbständigkeit. Der Gegenstand muß weich sein, angenehm anzufühlen. Bernard hat eine der Matten gewählt, von der wir bereits bei einem ersten, fruchtlosen Versuch gesprochen haben. Aber aus der Erfahrung klug geworden, schafft er diesmal einen Übergang, indem er diesen Gegenstand allmählich in ihre Beziehung einführt, die jetzt gesichert genug ist, um ihm ihre ganze affektive (symbolische und unbewußte) Signifikanz zu verleihen. Die Matte hat einen weiteren Vorteil: sie ermöglicht das Einhüllen mit seiner ganzen symbolischen Bedeutung und einem ausgedehnten Kontakt mit dem Körper.

Sie sind vorerst auf dem Teppich und Bruno – vielleicht durch die Anwesenheit des Objektes verunsichert – beginnt, an den Beinen Bernards zu beißen. . . dann geht er wieder auf ganz nahen Kontakt mit Dialogen in Form von Schreien über. Brunos Gesicht drückt Freude aus: er lächelt; dieses Gesicht hat sich bereits verändert, es ist ausdrucksvoll geworden, hat die Zeichen der Debilität verloren, die es zu Beginn der Sitzungen trug.

Auch seine Schreie scheinen weniger dissonant, mehr geladen mit affektiver Signifikanz, obwohl immer noch unartikuliert und ohne phonetische Konsonanz.

Wir sind immer noch auf Matten, aber diese Objekte konnten noch nicht in die Beziehung eingefügt werden. Es wird ein Objekt aus Holz angeboten, auf das Bruno seine Bisse überträgt.

Neue Dialoge aus Schreien ergeben sich, immer noch von Angesicht zu Angesicht mit dem körperlichen Umhüllungskontakt, wobei Bruno auf dem Rücken liegt. Er stößt nun wiederholt Schreie aus, die Bernard nachahmt. Schießlich kann der akustische Dialog auf Entfernung hergestellt werden, ohne Körperkontakt und aus sogar immer größerer Entfernung, mit Blickkontakt.

Über diese Schreie entfaltet sich nach und nach die Einsilben-»Sprache« Brunos und wird zweisilbig: »Pa« wird zu »Papa«, »Ma« wird zu »Mama«, »Ton« wird zu »Tonton« (Onkel). Diese Wörter werden nicht ausgesprochen, sondern geschrien, von Bruno regelrecht zu Bernard »geschleudert«. Sie schicken sie sich als Echo mit verschiedenen Modulationen zurück, die mit anderen spontanen Lauten und Lachen ausgeschmückt sind. Der Schrei wird als »Objekt« in den Raum projiziert, aus seinem Inneren kommend, um zum anderen zu gehen. Hier liegt vielleicht der ursprüngliche, symbolische Sinn der Sprache, jener Sinn, den Bruno wiedererwerben mußte.

Bernard wirft die Laute zurück, wie man einen Ball zurückwirft. Dann wirbt er mit gleichen Lauten um das Echo Brunos. Es sind pausenlos diese drei »Wörter«, welche den primitiven Wortschatz Brunos bilden, in Verbindung mit affektiven Resonanzen. Zu diesen kommt noch der Laut »grand« (»groß«) hinzu, den das Kind einmal (sagte uns die Mutter) im Alter von 16 Monaten ausgesprochen hatte, als er allein in seinem Stuhl saß.

Was die Herkunft des Lautes »ton« (»Onkel«) betrifft, so wird uns die Mutter später die Erklärung geben: Bruno hat einen Onkel, der Fluggastraum-Chef bei einer Luftfahrt-Gesellschaft ist. Anläßlich einer Flugreise ließ er sie die Maschine besichtigen. Eine emotionale Erinnerung, die bei dem Kind eine tiefe Spur hinterlassen hat und das Auftauchen des Lautes »ton« zeitigte, »obwohl«, sagt die Mutter, »das Wort ›Onkel‹ (= ton) in Gegenwart Brunos niemals gefallen war« . . .

Dieser ersten Kommunikation ging durch den Schrei ein Austausch von Gegenständen voraus. Diesen Weg hat das Kind dem Therapeuten gewiesen. Wir berücksichtigen diese Motivation des Kindes besonders, weil uns das erlaubt, die ganze Dynamik seines Verlangens zu nützen. Schließlich »weiß« es vielleicht besser als wir, was seiner psychogenetischen Entwicklung entspricht. Im vorliegenden Falle sollte die von Bruno selbst spontan eingebrachte Benutzung des Schreies als Medium in seiner Entfaltung dem des Objektes vorangehen. Was übrigens in ontogenetischer Hinsicht logisch ist. Nachdem diese Etappe einmal durchschritten war, verfolgt Bernard sein Ziel wieder weiter. Diesmal bietet er dem Kind einen Stoß Matten verschiedener Farben auf dem Boden an. Beide gehen darauf zu, und Bernard versetzt, um Brunos Interesse zu wecken, diese Objekte in Bewegung. Nach einer kurzen Phase beruhigenden Körperkontaktes antwortet Bruno auf diese gestuelle Aufforderung. Er nimmt die Teppiche nicht, so wie er es eben bei Bernard sah, in die Hand, sondern sucht wie ein junges Tier den Kontakt mit dem Kopf und dem oberen Rükken. Sobald der Kontakt mit dem Gegenstand hergestellt ist, entfernt sich Bernard.

Ein wenig später hat Bruno eine einzige Matte; er beginnt, sie anzufassen, ungeschickt damit zu spielen. Dann, ganz schnell, trägt er sie zu Bernard und wirft sich in seine Arme – Bernard nimmt sie von ihm und beginnt einen Dialog mit Schreien.

Bruno kann den direkten Kontakt noch nicht entbehren, aber die Tatsache, daß er den Gegenstand gebracht hat, stellt diesen in ihre Beziehung hinein.

Die Szene wiederholt sich mehrmals; immer bewußter bringt Bruno den Teppich und stürzt sich in die Arme Bernards, läßt jedoch den Teppich fallen.

Der Teppich muß noch enger in die Beziehung einbezogen werden. Bernard sitzt auf dem Boden, nimmt den Teppich auf, den ihm das Kind soeben gebracht hat, und wickelt es in diesen Gegenstand ein, dann drückt er es an sich, Bruno kuschelt sich hinein und hält still.

Das Einhüllen in den Gegenstand war in der vorherge-
henden Phase dadurch vorbereitet worden, daß der The-
rapeut sich selbst einhüllte. Jetzt wird der nunmehr in den direkten Kontakt einbezo-
gene Gegenstand tatsächlich Kontaktmittler.
Diese Vermittlung wird durch das Einhüllen und seine
symbolische Bedeutung gefördert, die wir während unserer Ausbildungsseminare selbst beim Erwachsenen vor-
finden. Die Sicherheit (sich verstecken), die Wärme, die
regressive Lust, verbinden sich vielleicht mit einer ent-
fernten, diffusen und unbewußten Erinnerung an das
Leben im Mutterleib. Wird dieses Einhüllen vom anderen
ausgeführt, kommt der Aspekt der Bemutterung (»mothering«) hinzu. Jedenfalls ist es so, daß diese Situation
immer einen emotionalen Zustand affektiven Wohlbefin-
dens auslöst, der zu Schweigen, Bewegungslosigkeit und
meistens einem Einziehen des Körpers führt.
Von nun an sucht Bruno dieses Einhüllen von selbst, er
verlangt es, besteht dabei aber auf dem mittelnden Kontakt des Therapeuten. Schmeichelnd verbirgt er darin
sein Gesicht und rollt sich in embryonaler Stellung zusammen.
Später bringt er auf einmal zwei Matten zu Bernard, der
sich gerade auf allen Vieren fortbewegt; aber Bernard
nimmt von dieser Aufforderung keine Notiz und kriecht
weiter. Diese absichtliche Weigerung führt die ersten
Frustrationen herbei, die notwendig sein werden, um den
Transfer zu lösen.
Bruno antwortet darauf sofort, indem er allein und aus
sich heraus den Kontakt mit den Matten sucht, auf welchen er innehält, auf allen Vieren, die Wange, den oberen
Thorax und die Arme aufgestützt. Der Teppich hat also
die Signifikation eines affektiven Substituts erlangt, die
ihm ermöglicht, Bernards Weigerung zu akzeptieren.
Nun nimmt Bruno den Schreidialog auf Entfernung mit
Bernard wieder auf, wobei er trachtet, daß sein Körper

den Teppich berührt, von dem er von nun an nicht mehr weggeht.

Jetzt wird dem Kind ein weiterer Gegenstand angeboten: es handelt sich um ein Kissen, auf welchem Bruno seine Kontakte fortsetzt, noch immer auf allen Vieren, wobei er den Kopf verdreht, als wollte er zu einer Rolle ansetzen.

Dieses Kissen trägt er dann zu Bernard, dann drückt er es an sich, indem er es lange befühlt mit den Händen, die sich katzenartig rhythmisch öffnen und schließen. Mit genau diesen Bewegungen hatte er anfänglich auch den Hals Bernards angefaßt.

Dieser gibt die körperliche Distanz dadurch zu erkennen, daß er sich jetzt bekleidet zeigt.

Nun bringt Bruno sowohl den Teppich als auch das Kissen. Wenn Bernard sie lächelnd weit von sich wirft, bringt er sie wieder zurück. Dann legt er aus eigenem Antrieb das Kissen zwischen sie, kuschelt sich in seine Arme und vergräbt das Gesicht.

Bernard beginnt jetzt, sich zu entfernen, um Bruno dazu zu zwingen, seine Werbung zu verstärken und fortzusetzen. So schafft er zwischen dem Wunsch und dessen Verwirklichung einen Spielraum, eine Art Halbfrustration, welche die Dauer seines Wunsches verlängert und ihm vielleicht helfen wird, sich zu »intellektualisieren«.

Ein anderes Material wird angeboten: weiche Baumwollseile, mit lebhaften Farben und immer noch von angenehmer Berührung. Bruno beginnt sich unverzüglich für diese neuen Objekte zu interessieren. Bernard sitzt auf dem Boden und zieht hinter sich ein Bündel Seile nach. Auf allen Vieren folgt ihm das Kind und bleibt in Kontakt mit den Seilen, die nun wie ein gemeinsames Band zwischen ihnen sind. Dann, kauernd zwischen den Beinen Bernards, legt er sich auf die Seile drauf und hält inne. Bernard antwortet auf diesen Appell, indem er ihn mit den Seilen zudeckt. Hier hat das »Einhüllen« eine noch tiefere symbolische Bedeutung als vorhin mit dem Teppich, denn es handelt sich um eine durchbrochene Hüllenoberfläche. Aber Bruno ist jetzt dieser unbewußten Symbolisierung fähig; er verharrt lange so, vollkommen regungslos und schweigsam.

Man muß diese Situationen körperlichen Rückzuges als Erwachsener selbst erlebt haben, um die ganze dadurch hervorgerufene Gefühlstiefe zu verstehen. Diese Erfahrung hat die Erwachsenen, die sie im Laufe unserer Ausbildungsseminare erlebt haben, sehr tief beeindruckt.

Bruno hebt für einen Augenblick den Kopf, betrachtet das Gesicht Bernards, lächelt zurück, legt sich wieder hin, mit der Wange auf dem Schenkel des Therapeuten. In seiner Regungslosigkeit lächelt er, sein Gesicht ist entspannt, glücklich, schön.

Schließlich steht er auf, noch ganz in die Seile verwickelt, und beginnt wieder, auf allen Vieren hinter Bernard nachzukriechen.

Dieser macht nun einen Versuch, über diesen massiven Gefühleinsatz hinauszugehen. Er zieht ein einzelnes Seil heraus, streckt es hin und zieht daran. Bruno betrachtet es, stößt einige Schreie aus, antwortet jedoch nicht auf die Aufforderung. Er kommt zurück und schmiegt sich sitzend zwischen die Beine Bernards, wieder sucht er die Einhüllung, er nistet sich in engstem Kontakt mit dem Therapeuten darin ein. Er führt den Daumen zum Mund, steckt ihn aber nur ganz kurz und sehr leicht zwischen die Lippen. Man gewinnt den Eindruck, daß er sich nicht »traut« . . . vielleicht eine Hemmung aus der Kindheit?

Dem affektiven Einsatz des Körpers folgt eine lange Periode affektiven Einsatzes des Objektes durch die Matten, das Kissen und die Seile, die die Funktion von Übertragungsobjekten angenommen haben.

Nicht nur für sehr gestörte Kinder wie Bruno ist diese Etappe wesentlich, sondern auch für alle jene, die Anpassungsschwierigkeiten – und wären sie nur schulischer Natur (Legasthenie, Schwierigkeiten im Rechtschreiben, Sprachstörungen usw.) – aufweisen, und sogar für jene Kinder, die während ihrer ersten Jahre der »Erziehung« als »normal« bezeichnet worden waren.

Der Erwachsene, Verwandte und vor allem Erzieher, will immer viel zu eilig beim Kind eine rationelle »intelligente« Benützung der Objekte erreichen. In seinem Bemühen, das Kind nach dem Erwachsenenmodell heranzubilden, neigt der Erwachsene dazu, jene Periode des affektiven Erlebens des Objektes, dessen Nützlichkeit er nicht erfaßt, zu vernachlässigen, zu beschneiden, ja sogar mit Schuld zu belegen.

Die erste Beziehung des Kindes zur Welt erfolgt affektiv über die Berührung und stimmlich geäußerte Spannungen seines Körpers, Beziehungen zum anderen und zum Objekt, die Lust und Unlust hervorrufen. Hier haben wir die erste, die tiefste und primitivste »Kommunikation«. Hier entsteht zum Großteil das Interesse des Kindes am anderen und am Objekt. Die psychogenetische Entwicklung ist dann nur mehr eine Entwicklung dieses »Interesses« zu einer symbolischeren, immer abstrakteren Befriedigungsform, die für die Lustempfindungen nur Ersatz ist.

Ist diese erste Kommunikation gestört, erfolgt als Kettenreaktion eine Störung aller späteren Kommunikationsmöglichkeiten und somit der verschiedenen Ausdrucksformen. Jegliches Umerziehen, das auf ein höheres Organisationsniveau der Kommunikation orientiert ist, wird ohne Erfolg bleiben. Wir müssen bis zu den Quellen zurückgehen, um die Barriere aus dem Weg zu schaffen.

Zweifelsohne werden die Psychiater dies als »Regression« bezeichnen. Diese regressiven Verhaltensweisen sind beim Kind spontan – ja selbst beim Erwachsenen. Sie entsprechen einem unbewußten Bedürfnis. Durch Verweigerung, Erweckung von Schuldgefühlen, Mangel an

Freiheit sind sie gehemmt, sich auszudrücken und sich zu entfalten.

Es handelt sich also nicht darum,»eine Regression zu bewirken«, sondern darum, sie durch ein permissives und schuldlösendes Verhalten, das höchstens anlaßgebend ist,»regredieren zu lassen«.

Dieses unbewußte Regressionsbedürfnis entsteht ohne Zweifel aus dem Bedürfnis heraus, Entwicklungsetappen, die schlecht oder unzureichend erlebt worden waren, zu erleben oder neuzuerleben.

Wenn sie symbosisch mit all der notwendigen Dauer und Intensität wieder erlebt werden, so kann die Entwicklung, von den hemmenden Barrieren befreit, fortschreiten.

So hat Bruno symbolisch seine früheste Kindheit neu erlebt, was man ihm unter dem Vorwand einer Heilpädagogik, die seine Tätigkeiten nur nach seinem bloßen Alter als»normal« wertete, bis dahin nicht erlaubte. Er hat es sehr spontan getan, indem er mit einem endlich verständnisvollen Partner aus sich heraus diese Etappe durchschritt.

Bernard hat ihm ermöglicht, zu regredieren, aber seine Rolle ist hier nicht zu Ende. Er darf ihm nicht gestatten, sich in dieser regressiven Lust einzukapseln, sondern muß ihm helfen, sich allmählich weiterzuentwickeln, Abstand zu der primären Affektivität zu gewinnen. Die Übertragung ist jetzt zwar wieder positiv, muß aber nun in strukturierteren Aktivitäten, in einem anderen Bezug zu den Objekten neu eingesetzt werden.

3. Phase: Das Objekt als Kommunikationsmittel

Bruno sucht nun nicht mehr das Einhüllen. Er steht aufrecht und schwingt die Seile, geht dabei herum und schleift sie nach. Sein Gang ist sicherer, die Spasmen, die seine Arme schüttelten, sind verschwunden. In einer Ekke des Zimmers steht Bernard mit einem Seil in der Hand und lockt ihn durch seine Bewegungslosigkeit. Bruno geht zu ihm hin und reicht ihm die Stricke, wobei der körperliche Kontakt nur ganz kurz erfolgt. Bernard wandert langsam im Zimmer umher, indem er ein Seil nachzieht. Bruno folgt ihm, hebt die Seile auf, legt sie ihm in die Hand, macht sich daran zu schaffen. Bernard akzeptiert es ohne jede Gemütsäußerung und setzt seine Wanderung fort. Auf diese Weise gibt er seinen affektiven Abstand zu erkennen. Schließlich ahmt Bruno ihn nach, indem er ebenfalls Seile nachzieht. Es ist dies zum erstenmal, daß Bruno dieses Nachahmungsverhalten an den Tag legt, das, wie wir gesehen haben, eines der ersten Rituale sozialisierter Kommunikation ist. Dann liegt der mehr oder minder verhedderte Haufen Seile auf dem Boden zwischen ihnen. Bruno ergreift ein Seil, zieht es aus dem Stoß heraus und reicht es Bernard. Dieser nimmt es an, wickelt es zu einem Knäuel und legt es neben sich auf den Boden. Bruno wiederholt diese Geste des Schenkens mehrmals (Abb. 1). Diese Kommunikation erfolgt auf Entfernung, mit den Fingerspitzen, voller Ernsthaftigkeit, Bruno wählt seine Stricke sehr sorgfältig aus. Nun versucht Bernard, die Richtung der Kommunikation umzudrehen: er streckt ein Seil hin (Abb. 2). Bruno antwortet nicht; er zögert, bietet dann selbst ein anderes Seil an. Das Kind reproduziert hier sein Nachahmungseinverständnis. Es muß diese primitive Kommunikationsstufe hinter sich bringen, um die Stufe des Einverständnisses zur gegenseitigen Ergänzung zu erreichen, durch die eine Entwicklungsdynamik des Austausches ermöglicht wird. Bernard nimmt das Seil und wiederholt sodann seine Geste des »Schenkens«. Diesmal nimmt Bruno es ohne zu zögern, behält es jedoch in der Hand . . . und gibt es ihm nach einer Weile wieder zurück. Der gleiche Vorgang sollte sich noch mehrere Male wiederholen, ehe ein echter Austausch erfolgte, bei dem Bruno nicht nur akzeptiert, zu »schenken«, sondern auch zu »nehmen« und zu »behalten«*, was eine neue Etappe in der Autonomieentwicklung des Kindes anzeigt. Die motorische Folge erhält nun eine dynamische Kontinuität, die nicht vom Übergang von einem Teilnehmer zum anderen unterbrochen wird. Wir nennen dies das Einverständnis zur gegenseitigen Ergänzung, von der wir hier eine der primitivsten Formen vor uns haben. Aus diesem Einverständnis kommt es zum Entstehen der Kooperationsmöglichkeiten. Diese erste Kommunikation hatte ein schon vorher gefühlsbeladenes Objekt als Mittler. Diese Etappe war notwendig, muß jedoch durch Verallgemeinern anderer, gefühlsneutraler Objekte überwunden werden. In dieser Absicht bietet Bernard Bälle an: Schaumgummibälle kleinen Durchmessers, relativ hart und kalt anzufühlen. Diese Bällchen liegen in einem Papierkorb neben dem Therapeuten, der auf dem Boden sitzt und seine Hände korbartig vorhält. Immer noch handelt es sich um eine gestuelle Bitte durch Unbeweglichkeit. Bruno nimmt zwei Bälle aus dem Korb, wirft sie jedoch weit fort. – Dies ist eine der ersten Reaktionen des Säuglings, der die Dinge wegwirft, um den für ihn unerreichbaren Raum zu entdecken. Dann nimmt er einen dritten Ball, setzt zum Wurf an, hält inne und legt ihn sachte in Bernards Hände. Nach einigem Zögern nimmt Bruno nach und nach mehrere Bälle. Dann nimmt Bernard wieder das Kissen in den Arm und legt die Bälle zwischen seine Brust und das Kissen. Das geschenkte Objekt ist der symbolische Ersatz des Ichs (darin liegt die ganze Bedeutung des Geschenks). Mit sei-

---

* Es sind nicht nur diese (vom Kind nie ausgesprochenen) Worte, die eine symbolische Bedeutung besitzen, sondern die Handlung in sich. Darum erkennen wir die zu streng linguistische Interpretation von Lacan nicht an.

ner Geste unterstreicht der Therapeut diese symbolische Bedeutung: so wird Bruno – dargestellt durch den geschenkten Gegenstand – symbolisch wieder in die vorher auf der Ebene der Wirklichkeit erlebte symbolische Beziehung gebracht. Kann man Brunos Schwierigkeiten, zu schenken, als unbewußte Weigerung interpretieren,»sich zu schenken«?

Nun aber, da Bruno das Schenken wieder gelernt hat, muß er auch die Erfahrung der Frustration durchmachen: die Weigerung des anderen, anzunehmen, die ihn zu einer selbständigen Handlung zwingen wird (Abb. 3), um seinen Wunsch nach Handeln zu befriedigen. Bernard verschränkt die Arme und blickt weg. Da wirft Bruno die Bälle ins Zimmer. Ab diesem Moment beginnt Bruno, allein mit den Bällen zu spielen, indem er sie abtastet oder auf dem Boden rollen läßt. Dies ist der Beginn einer gewissen Selbständigkeit.

Diese Selbständigkeit wird in der folgenden Sitzung durch Widerstand, durch Weigerung bestätigt. Er weigert sich, die Bälle herzuschenken, er weigert sich, sie anzunehmen, er fegt sie durch Zimmer, in alle Richtungen, er stößt sie verächtlich mit dem Fuß weg. Er bewegt die Arme hin und her, hat wieder seine Bewegungen des »Flügelschlagens« der ersten Sitzungen, sein trotziges Gesicht.

Diese Trotzphase entspricht in ihrer Entwicklung sehr genau der »Nein«-Phase beim normalen Kind, einer Krise, die sehr zum Leidwesen der Eltern und Kindergärtnerinnen mehrere Monate dauern kann, die jedoch als Schritt zur Selbständigkeit eine unerläßliche Etappe bildet. Weit davon entfernt, den Therpeuten zu enttäuschen, ist diese Trotzphase für ihn ein positives Zeichen, und er wird sich hüten, sich oder dem Kind deshalb Vorwürfe zu machen. Ab den folgenden Sitzungen wird übrigens wieder eine mehr kooperative Beziehung durch den Ballaustausch auf Entfernung hergestellt. Bruno wirft und fängt die Bälle, indem er sie auf dem Boden rollen und springen läßt. Obwohl seine Bewegungen noch sehr ungeschickt sind, »zielt« er äußerst bewußt. Er ist dabei, den Begriff der Richtung zu erwerben, der sich ursprünglich aus dem ersten gefühlsmäßigen Austausch ableitet: zu mir, zum andern, entgegennehmen, schenken.

4. Phase: Das akustische Objekt – Erscheinen der Sprache

Jetzt wird ein weiteres Objekt angeboten, das ermöglichen soll, den Laut mit der Bewegung zu verbinden. Es ist ein kleiner Tischtennisball, ein Ping-Pong-Ball, den Bernard und Bruno einander zuwerfen. Der Klang dieses Balls gefällt Bruno ungemein, und wenn er in irgendeinem Winkel verschwindet, so läßt er alle anderen auf dem Boden herumliegenden Bälle außer acht und sucht ihn sehr aufmerksam, indem er den gesamten Raum systematisch durchforscht. Hat er ihn dann wieder gefunden, trägt er ihn zu Bernard und wirft sich ihm in die Arme. Dieses Suchen eines körperlichen Beruhigungskontaktes tritt nur mehr selten auf, nur in emotionalen Situationen.

Ausgehend vom Klang dieses Balls beginnt Bruno, sich für Geräusche zu interessieren. Er schlägt mit einem Paukenschlegel auf die Pauken, untersucht sie dann lange von allen Seiten, als ob er sich über den Ursprung des von ihnen erzeugten Lautes Fragen stellte.

Es ist dies zum ersten Mal, daß Bruno schlägt, was, wie wir es im Zusammenhang mit der Aggressivität sagten, eine typisch menschliche Gebärde ist.

Dann, nachdem Bernard sich entfernt hat, bringt er ihm eine Trommel (eine große, dumpfe, auf Gestell montierte Trommel) und beginnt, mit einem Schlegel auf das Instrument zu trommeln.

In diesem Augenblick spricht Bruno sein erstes Wort:

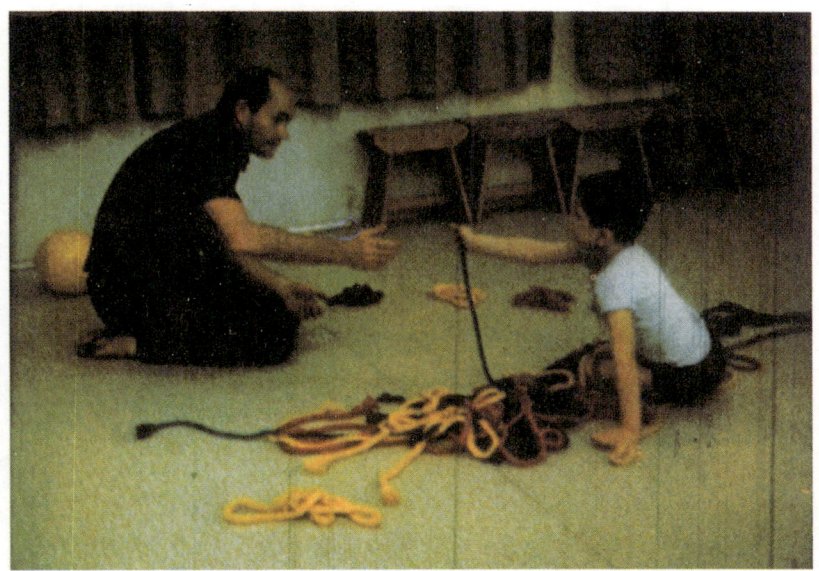

Abb. 1: Bruno ergreift ein Seil, zieht es aus dem Stoß heraus, reicht es Bernard ... Er wiederholt diese Geste des Schenkens mehrmals (3. Phase, Seite 45)

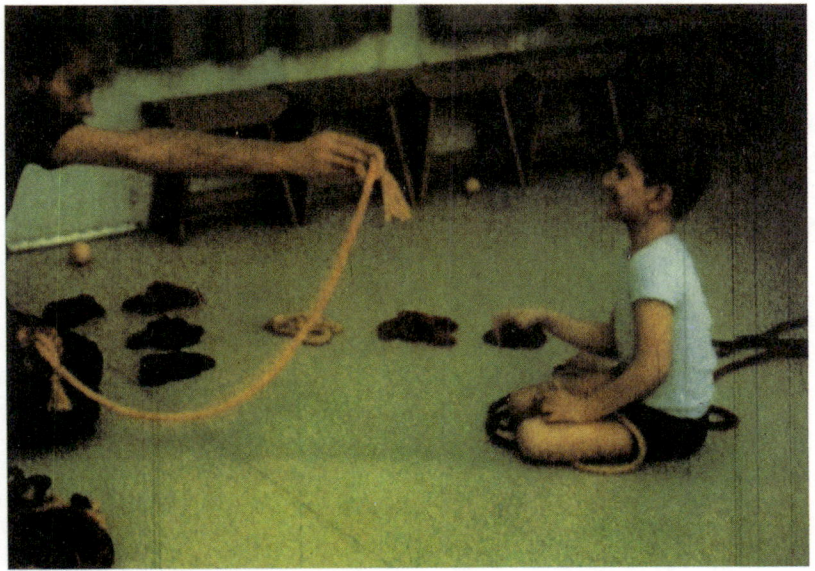

Abb. 2: Nun versucht Bernard, die Richtung der Kommunikation umzudrehen: er streckt ein Seil hin. (3. Phase, Seite 45)

50

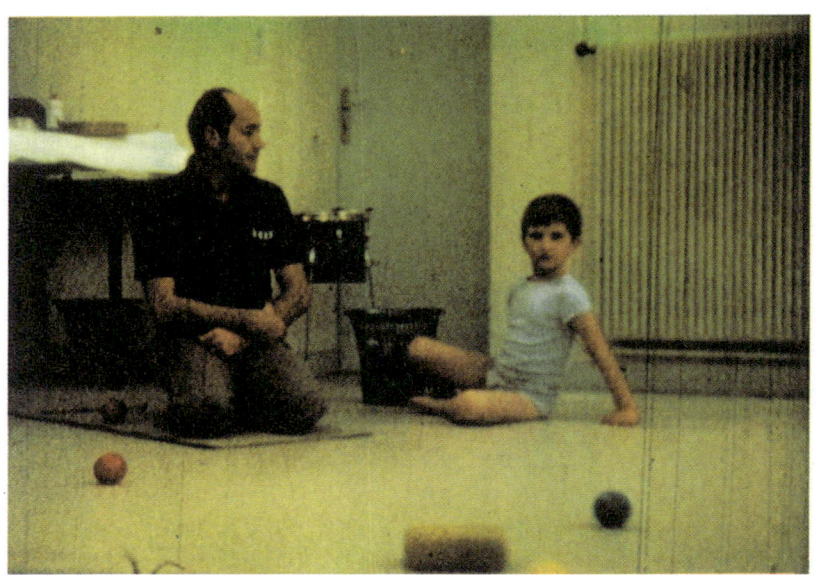

*Abb. 3: Bruno muß auch die Frustration kennenlernen: die Weigerung des andern an-
zunehmen, wird ihn zu einer selbständigen Handlungsweise zwingen. (3. Phase, Seite
47)*

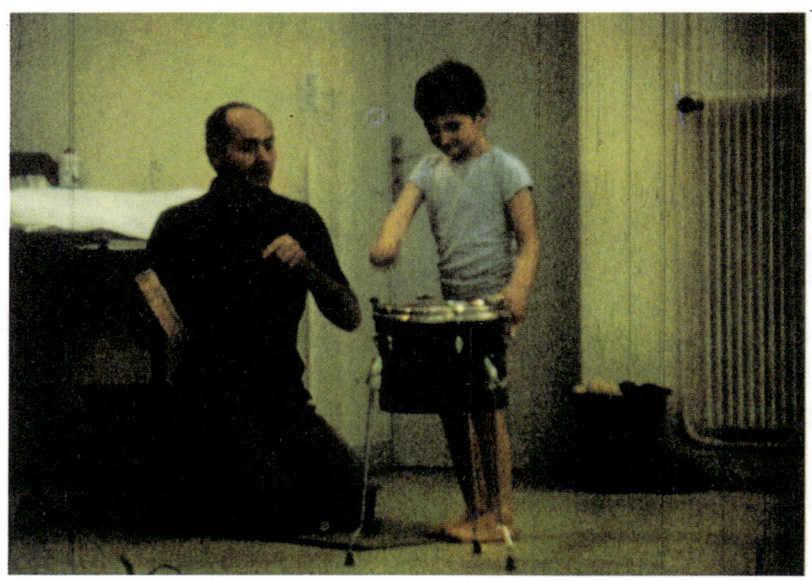

*Abb. 4: In diesem Augenblick spricht Bruno sein erstes Wort: »Tambour« ... (4. Pha-
se, Seite 53)*

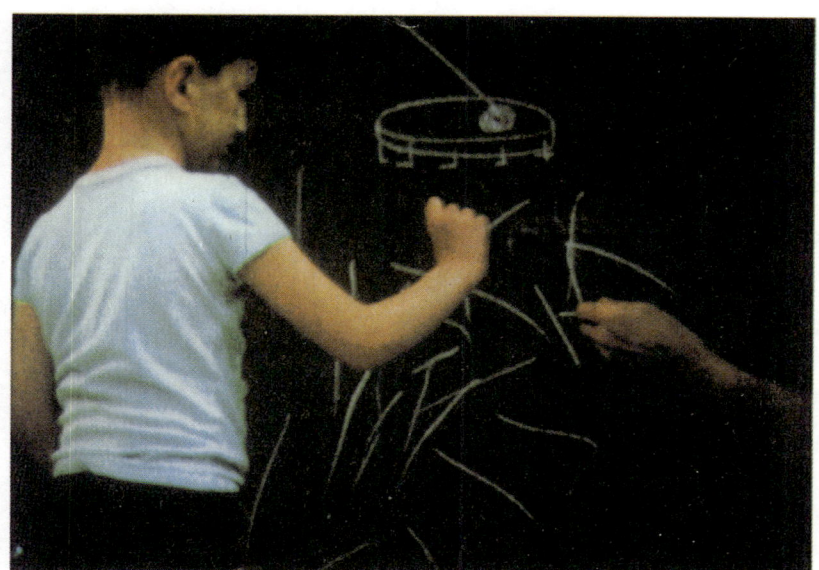

Abb. 5: Ihre Striche kreuzen sich, liegen übereinander, sie teilen sich einen gemeinsamen graphischen Raum, der sie symbolisch vereint ... (5. Phase, Seite 57)

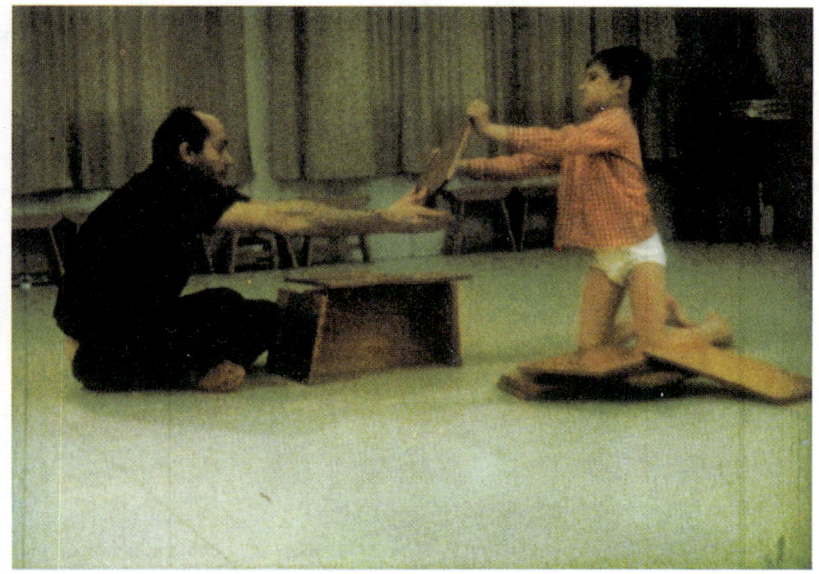

Abb. 6: Man fühlt, daß er bewußt mitarbeitet, »intellektuell« mitarbeitet ... (6. Phase, Seite 63)

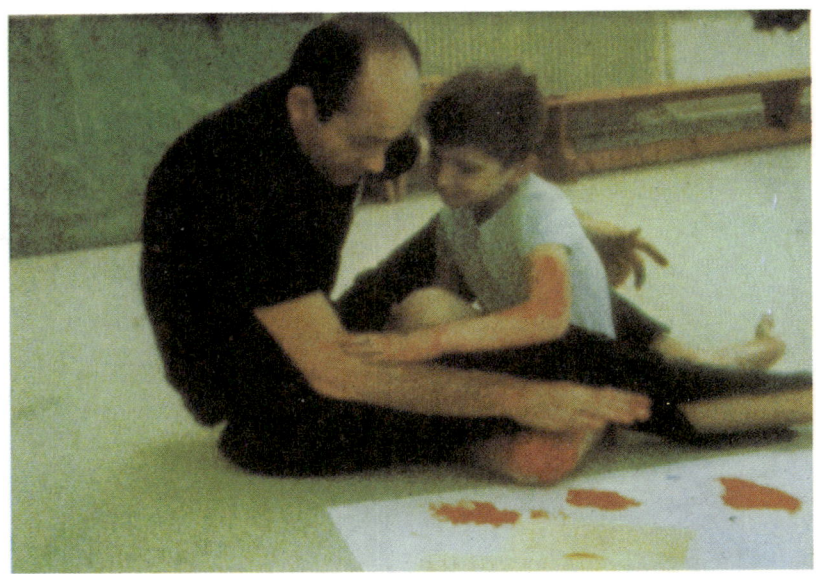

Abb. 7: Die beiden beginnen sich gegenseitig mit Farben zu beschmieren. (7. Phase, Seite 65)

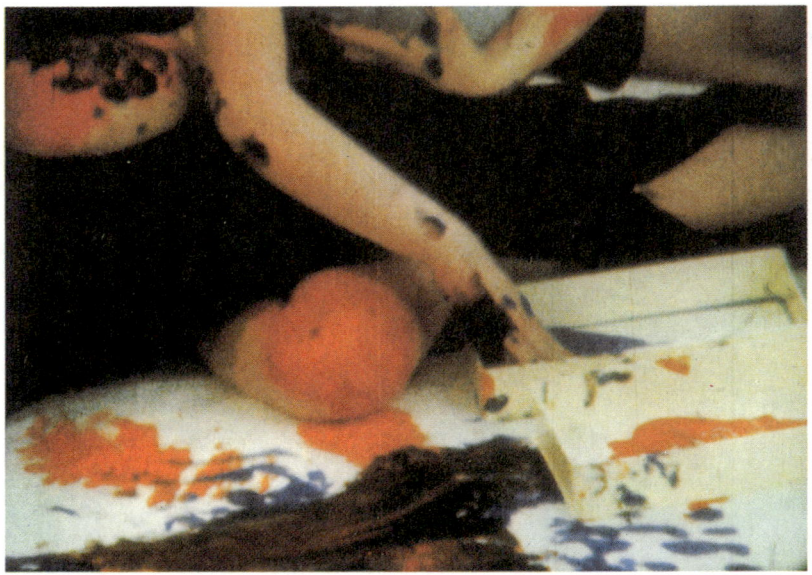

Abb. 8: Bruno kann jetzt selbst seine Finger in die Farbe tauchen und auf dem Papier die Spur seiner Hände auftragen. (7. Phase, Seite 67)

»Tambour«, ohne daß jemals dieses Wort von Bernard ausgesprochen worden wäre (Abb. 4) er artikuliert es deutlich, fast perfekt . . .

Hier war ein überraschendes Ereignis aufgetreten, das auch nicht verfehlte, unter den verschiedenen Spezialisten, die den Film sahen, zahlreiche Diskussionen auszulösen: Psychiater, Psychologen, Psychoanalytiker, Logopäden, Pädagogen und Heilpädagogen.

Bruno hat nicht die allmähliche Progression durchgemacht, die gewöhnlich der Sprachentwicklung des Kindes vorangeht: erst Produzieren, dann Selektieren der nach und nach artikulierten Laute, sodann iterative und allmählich assoziierte Laute, um Silben und Worte zu bilden, die im übrigen anfänglich mehr oder minder entstellt sind. Bruno ist in einem einzigen Zug von den unartikulierten Schreien zum Aussprechen eines strukturierten und signifikanten Wortes übergegangen.

Es ist klar, daß Bruno seit seiner Geburt in ein »Sprachbad« eingetaucht war. Obwohl er beim Reden der anderen nur sehr wenig Verständnis gezeigt hatte, waren Wörter mit ihrer Bedeutung in seinem Gedächtnis eingeprägt. Die Sprache steckte in ihm, aber er konnte nicht darüber verfügen. Vielleicht – dies ist die wahrscheinlichste Hypothese – infolge unbewußter Weigerung, die auf einer, zweifellos mit seinem Hirnschaden zusammenhängenden Kommunikationsstörung beruhte, aber auch auf die Schwierigkeiten seiner frühesten Kindheit zurückzuführen waren. Durch die Wiederherstellung des Gefühlsstroms als Basiskommunikation und durch das Einhalten der Entwicklungsstufen dieser Kommunikation, die auf eine symbolischere, befriedigendere Weise ihr »Neuerleben« gestattete – durch all dies wurde das Auftauchen des gesprochenen Wortes ermöglicht.

Vielleicht auch durch das »Vergessen« des »Problems«, Vergessen der Stummheit, um die herum sich die ganze Welt polarisiert hatte, und die er mit seiner Anstrengung zu überwinden suchte. Wenn man sich nur auf das Manko fixiert, wird dieses nur kristallisiert, strukturiert, institutionalisiert, wodurch die unbewußte Abwehr, die der Weigerung neue Nahrung liefert, sich verstärkt.

Bernard hingegen hat von diesem Manko mit voller Absicht keine Notiz genommen, er hat nicht den Wunsch geäußert, das Kind zum Sprechen zu bringen.

So wurde Bruno von dem Wunsch des Erwachsenen befreit, und gerade deshalb auch von der Beklemmung, von der Angst, die in ihm dieser Wunsch hervorrief, den er – wie immer auch sein bewußter Wunsch gewesen sein mag – wegen seiner überwiegenden unbewußten Weigerung nicht erfüllen konnte. Befreit von dieser konfliktträchtigen Ambivalenz, befreit von der Notwendigkeit, sein Symptom gegen das Wollen des Erwachsenen zu verteidigen, hat das Kind die Autonomie seines eigenen Wunsches wiedererlangen können. Er konnte ihn bei einem Partner ausdrücken, der ihn vollständig akzeptierte und ihm in der gleichen Sprache, auf der gleichen primitiven Kommunikationsebene antwortete.

Bruno hat die Freiheit und Beherrschung seines Wünschens wiedergewonnen. Als er sein erstes Wort ausspricht, geschieht dies spontan, ohne äußeren Zwang, weil dies genau dem Moment der Entwicklung seines eigenen Wunsches entspricht. Dies überschneidet mehrere unserer Beobachtungen, wo wir feststellen, daß es Kindern endlich gelingt, etwas genau in jenem Moment zu tun, in dem man aufhört, es ihnen abzuverlangen, in dem man hingegen parallel dazu erlaubte, ihre Potentialitäten auf jenen Gebieten zu entfalten, wo sie wirklich wünschten, sie auszudrücken. Dies stellt die eigentliche Zielsetzung jeder traditionellen Heilpädagogik in Frage, deren Tätigkeiten immer auf das Manko, auf das Negative des Kindes zentriert hat. Es stellt vielleicht die traditionelle Erziehung als Konditionierung des Kindes auf den Wunsch des Erwachsenen in Frage . . .

Aber kehren wir zu Bruno zurück.

Bruno hat gesprochen, er hat nur ein einziges Wort gesagt, aber er hat gesprochen, zum Beweis, daß er – entgegen den Behauptungen des Neurologen – in sich die Möglichkeit barg, zur Sprache Zugang zu finden und wahrscheinlich schon irgendwo eine strukturierte Sprache be-
saß.

Wird dieses Ereignis, diese Entdeckung die Richtung der
Therapie beeinflussen? Gewiß nicht. Man kann annehmen, daß Bruno dieses Wort »entschlüpft« ist, in einem
recht flüchtigen Moment der Enthemmung. Sich sofort
auf diese neue Möglichkeit zu stürzen, würde bedeuten,
das Problem wieder herzustellen, die Blockierung neu er-
stehen zu lassen. Darum soll man sich davor hüten, diese
Abneigung überzubewerten. Bernard wird daher eine
neutrale Haltung einnehmen, so als ob es selbstverständlich wäre. Er wird sich jedesmal, wenn Bruno in der Folge
ein neues Wort spricht, damit begnügen, selbst das Wort
in der Beziehung mit dem Kind anzuwenden. Wir befinden uns hier ganz im Gegensatz zu den verhaltensthera-
peutischen Verfahren: Keine Belohnung, keine positive
Verstärkung.

Hier wird die Nachahmungs-Beziehung auf das sprachliche Niveau verlagert und damit eine repressionsfreie
Kommunikation hergestellt, in der das Kind das Spiel
selbst leitet.

Die Sitzung geht also weiter und Bernard holt sich ein
Tamburin, das er Bruno aus einiger Entfernung hinhält.

Dieser antwortet auf die Aufforderung, indem er kommt
und mit seinem Schlegel auf das Tamburin schlägt, das
der Therapeut ihm hinhält.

Hier wird der Versuch gemacht, eine sehr primitive Beziehung der Zusammenarbeit, des Sich-Ergänzens entstehen zu lassen, wobei jeder Partner eines der Kommunika-
tionselemente besitzt. Die Beziehung Gebender-Neh-
mender wird von zwei Objekten vermittelt: Tamburin

und Schlegel, in Verbindung mit einem dritten Medium, nämlich dem Laut.

Diese neue Etappe macht eine Beruhigung erforderlich, und Bruno wirft sich, nachdem er zuerst noch ein Medium ausgeschieden hat (er trommelt direkt mit der Hand auf das Tamburin) erneut in die Arme Bernards.

5. Phase: Die indirekte grapho-akustische Kommunkation

Um in die Kommunikation ein weiteres Objekt einzuführen, wird ein festes, neutrales Objekt hinzugeführt, das einfach als »Reflektor« zwischen Bruno und Bernard fungieren wird. – Es ist die Tafel; eine klangvolle (»sonore«) Holztafel, mit welcher es möglich sein wird, den Laut auch mit der durch die Geste hinterlassenen graphischen Spur in Verbindung bringen.
Längs der Wand wird die große Tafel direkt auf den Boden gestellt. Bernard und Bruno halten jeder ein Stück Kreide in der Hand. Bernard zieht kurze Linien in allen Richtungen, ziellos, beim Berühren aufklopfend. Bruno scheint sehr interessiert und ahmt ihn bald nach. Schnell wird es zu einer gleichmäßig alternierenden Kommunikation, zu einer Art Rhythmus kommen. Zwischen jedem Strich blickt Bruno auf Bernard, wie um sich zu vergewissern, daß die Botschaft gut bei ihrem Empfängerpunkt angekommen ist, dann lächelt er ihm zu. Er sieht glücklich aus. Infolge seines motorischen Gebrechens hat er einige Schwierigkeiten, die Kreide zu halten, aber er kümmert sich nicht darum, er ist ganz und gar in seine Beschäftigung vertieft. Als ihm die Kreide entfällt, gibt Bernard sie ihm wieder in die Hand, und Bruno zeichnet wieder weiter, als wäre nichts gewesen.
Der totale Einsatz in die Handlung scheint uns effizienter als alle Umerziehung der Feinmotorik, die rationell strukturiert und vom Erwachsenen vorgeschrieben ist. Tat-

sächlich meistert Bruno die Schwierigkeit rasch von sich aus. Ihre Striche kreuzen sich, liegen übereinander, sie teilen sich einen gemeinsamen graphischen Raum, der sie symbolisch vereint (Abb. 5), so wie sie früher auf einer primitiveren Stufe der körperliche Kontakt vereint hatte. Die graphische Spur ist Gegenwartssymbol, und das Durchkreuzen des Striches des anderen erhält eine symbolische Bedeutung, die, wenngleich unbewußt, auf der affektiven Ebene nicht weniger spannungsgeladen ist.

Nun führt Bernard eine andere Situation herbei, die über die Nachahmung hinausgeht; mit einem feuchten Schwamm wischt er jeweils jenen Strich weg, den Bruno soeben gezogen hat. Er bringt diese Spur zum Verschwinden und löst so bei dem Kind eine Bestätigungsreaktion aus; tatsächlich erneuert Bruno den Strich unverzüglich an der gleichen Stelle und immer flinker, so wie ihn Bernard auslöscht. Er legt eine gewisse Verbissenheit hinein, die seinen Existenzwillen erkennen läßt.

Nun versucht Bernard, die Situation umzukehren; Bruno soll sich auch betätigen, indem er Bernard weglöscht. Auf der noch feuchten Tafelfläche zeichnet nun er und reicht dann dem Kind den Schwamm. Es nimmt den Schwamm, wischt aber wo anders weg – nur eine Handbewegung, dann gibt Bruno Bernard den Schwamm zurück und beginnt, allein rasch Striche zu ziehen. Bernard läßt ihn gewähren, zieht neuerlich einen Strich und reicht ihm wieder den Schwamm – gleiche Reaktion.

Da löscht Bernard breit alle Striche Brunos weg und macht einen sehr dicken Strich mitten auf der nassen Fläche, als Herausforderung. Als er Bruno jedoch wieder den Schwamm reicht, begnügt sich dieser damit, den Strich Bernards zu respektieren und ganz schüchtern daneben auf der unbeschriebenen Fläche abzuwischen.

Bernard übersieht es. Man spielt weiter mit Lauten und Strichen, und Bruno entdeckt den Punkt (kurzer Laut)

58

und den Strich (langer Laut). Dann taucht spontan eine Struktur auf, von Bruno geklopft: ein Strich, zwei Punkte (- . .). Bernard gibt sie sofort auf der Tafel wieder, und nach und nach entwickelt sich ein Dialog komplementärer Antworten, die auf diese Struktur zentriert sind: Bruno zieht einen Strich, Bernard antwortet mit zwei Punkten; Bruno antwortet darauf mit einem Strich, usw. Einige Fehler kommen wohl dabei vor, aber man kann erkennen, daß das Kind das ihm vorgeschlagene Kommunikationssystem erfaßt hat. Es ist zu einer ersten Kodifikation gelangt. Es hat das Nachahmungsstadium überschritten und jenes der strukturalen Ergänzung erreicht. Dies zeigt eine wichtige Entwicklung an.

Bei der nächsten Sitzung einige Tage später erinnert sich Bruno und spontan greift er den gleichen Dialog wieder auf, von der gleichen Struktur ausgehend, mit besserer Betonung der Antworten. Dieses Spiel dauert sehr lange, das Kind scheint dessen nicht müde zu werden; voll und ganz konzentriert auf die Fläche dieses Austausches hat er jetzt aufgehört, Bernard anzublicken, die Zentrierung ist gesichert. Wenn Bernard sich entfernt und ihn vor der Tafel läßt, so macht Bruno allein weiter und sucht von Zeit zu Zeit mit den Augen Bernards Zustimmung.

An dieser Motivation anknüpfend versuchen wir jetzt, von der Linie zur Fläche überzugehen. Zuerst läßt Bruno in Nachahmung Bernards seine bloße Hand über die Tafel fahren; dann materialisiert Bernard die Spur, indem er rote Kreide nimmt und mit ihrer Breitseite über die Tafel fährt, so daß eine Fläche koloriert wird. Bruno begnügt sich damit, darauf mit zwei Punkten zu antworten . . und stellt den vorigen Dialog wieder her, auf den Bernard bereitwillig eingeht. Bernard beabsichtigt, anderes Material zu verwenden, den nassen Schwamm, der eine flächige Spur hinterläßt. Aber Bruno hat vor dem Wasser Angst. Als er ganz klein war, schien er Wasser zu mögen, aber lange Zeit lehnte er Bad und Dusche ab.

Bernard hat einen Eimer Wasser auf den Boden gestellt.
Bruno geht nahe an den Eimer heran, berührt ihn vorsichtig und entfernt sich wieder, wobei er Bernard anblickt.
Da dieser sein beruhigendstes Lächeln zeigt, wagt er sich
bis in die Nähe des Eimers, hockt davor nieder und betrachtet lange die Wasseroberfläche.
Die Tafel liegt nun auf dem Boden. Bernard reinigt sie
mit triefend nassem Schwamm. Dann macht er einen großen Fleck mit der grünen Kreide. Bruno akzeptiert den
Schwamm – und wischt weg.
Er spielt lange mit dem Schwamm und macht sich mit der
Nässe vertraut, dann nimmt er spontan ein Stück Kreide,
zieht einen Strich und wischt ihn selbst wieder weg. Auch
Bernard macht einen Strich . . . und diesmal ist Bruno
bereit, diese Spur auszulöschen. Er hat sehr lange gebraucht, um diesen symbolischen Akt zu akzeptieren.
Während dieser ganzen Phase blieben der gleichzeitige
Laut und Graphik miteinander eng verbunden; darf man
riskieren, sie zu trennen, um eine getrennte Übertragung
Akustik/Graphik oder Graphik/Ton zu erhalten? Dies
wird Bernard nun versuchen, indem er vorschlägt, das
Tamburin mit der Tafel in Verbindung zu bringen.
Die Tafel liegt immer noch auf dem Boden, Bernard sitzt
daneben, Bruno sitzt ein wenig weiter weg, er hält in der
Hand einen Schlegel und vor sich ein Tamburin. Er klopft
in regelmäßigen Abständen drei Schläge. Bernard zieht
drei kurze Striche, indem er beim Ansetzen aufklopft.
Bruno betrachtet diese Striche lang. Bernard klopft einmal – Bruno antwortet nicht. Er wartet einen Augenblick,
dann klopft er zweimal . . . und schaut, was Bernard nun
tun wird. Dieser antwortet. Bruno lacht: er hat verstanden, und das Spiel macht ihm großen Spaß. Der Dialog
geht weiter, wobei das Kind jedesmal abwartet, daß der
Therapeut ihm sein Echo zurückschickt.
Dann rückt Bernard näher und sie klopfen gemeinsam,
gleichzeitig, schwungvoll drauf los, er auf der Tafel, Bru-

no auf dem Tamburin. In dieser Gleichzeitigkeit der Geste liegt eine ganze Kommunikation klanglicher Übereinstimmung mit dem anderen, wie ein Gefühl der Vereinigung. Wir benutzen sie oft als anfängliches Aufspüren von Gleichklang bei den Erwachsenen.

Rollenwechsel. Bernard ist am Tamburin, Bruno hat die Kreide in der Hand. Aber er lehnt diese Situation ab und fuchtelt mit den Häden herum, winkt zum Zeichen des Widerspruchs. Dieses »Flügelschlagen«, das er anfangs so oft aufwies, zeigt bei ihm immer eine durch Verunsicherung hervorgerufene Ablehnungssituation an. Daher muß die Ausgangssituation wieder hergestellt werden – Bernard an der Tafel, Bruno am Tamburin. Vorerst ist es Bruno, der »Kommando« gibt, wobei Bernard ihn nachahmt. Aber diesmal gelingt es Bernard, die Initiative zu ergreifen, wobei Bruno akzeptiert, zu antworten – nach Zögern und mit einem gewissen Unwillen – durch nur beiläufiges Nachahmen der angebotenen Strukturen (ohne jedoch großen Wert auf die Anzahl zu legen . . .).

Die Distanzierung war vielleicht zu schnell erfolgt, oder aber es sind äußere Ursachen eingetreten, die das Kind störten, jedenfalls tritt in einer der folgenden Sitzungen bei Bruno wieder eine Trotzphase ein. Er wirft die Kreiden weg, lehnt alles ab, fuchtelt mit den Händen herum; er muß durch Körperkontakte beruhigt werden.

Diese regressiven Phasen sind keine Ausnahmefälle, sie treten bei allen Kindern auf, man muß darauf eingehen, da sie ein tiefliegendes Bedürfnis verraten. Man muß einen augenblicklichen Rückschritt akzeptieren, weil das Kind dadurch, ehe es zur nächsten Etappe startet, Geborgenheit und affektive Dynamik wiedererlangt. Die Regression akzeptieren und darauf eingehen, um sie dann nützlich einzusetzen, scheint uns die beste Methode.

Bernard nimmt daher das Kind wieder in seine Arme, und Bruno findet für einen Augenblick zu seiner oralen

Agressivität zurück, indem er ihn in den Arm beißt. Sein Beißen ist jedoch symbolisch genug, um erträglich zu sein; dann, am Boden liegend und »eingehüllt« von Bernards Körper, entspannt er sich und lächelt mit glücklichem Gesicht.

Dieses Fortschreiten soll man langsam aufnehmen und mehr zu körperlichen, weniger zu Übertragungshandlungen zurückkehren. – Während Bernard das Kind in seinem Arm hält, beginnt er, mit den Händen des Kindes zu spielen. Er kommt auf einer mehr körperlichen Stufe auf den Begriff des Klopflautes zurück, er klatscht mit den Händen, und Bruno antwortet durch Händeklatschen. Fragen und Antworten folgen einander in beiden Richtungen.

Dann ergreift Bruno die Initiative, auf Bernards Hände zu klopfen, und dieser antwortet auf die gleiche Weise, bis ihre Hände sich ineinander verfangen. Das Kind lächelt, es ist glücklich. Bernard kann nun wieder allmählich Abstand gewinnen, ohne daß die Klopfarbeit Brunos abreißt.

Während dieser Periode sind neue Wörter aufgetaucht: »cré« (craie, Kreide), »pano« (piano, Klavier), »tare« (guitare, Guitarre), »grand«(groß), »petit« (klein).

6. Phase: Die konstruktive Zusammenarbeit

Nun kehren wir wieder zu den Objekten zurück, diesmal aber sind sie nicht mehr weich, angenehm und affektive Beziehungen anregend. Die Objekte, die Bruno angeboten werden, sind rechteckige, lackierte Brettchen: harte, kalte, eckige, strukturierte, formfeste Gegenstände.

Das Einsetzen dieser Art von Objekten in eine erzieherische sowie therapeutische Beziehung kennzeichnet für uns eine neue Phase, eine affektive Distanznahme. Nachdem er das Stadium der Übergangsobjekte erlebt hat, muß Bruno nun mit dem Objekt ein anderes Verhältnis aufbauen, rationeller, ein Verhältnis konstruktiver Anwendung.

Das Übergangsobjekt ist der Ersatz und das Symbol für die Mutter; der geometrische und steife Gegenstand ist, so scheint uns, eher mit dem Symbol der Ordnung, des Gesetzes, des Vaters verbunden.

Wenn man sich mit sehr kleinen Kindern (z. B. im Vorschulunterricht) oder mit Kindern befaßt, die affektiv zurückgeblieben sind, so berücksichtigt man vielleicht nicht genug diese symbolische Unterscheidung zwischen den beiden Objekttypen und die damit gegebene notwendige Übertragung, so daß sich die Beziehung zur Umwelt nicht entwickeln kann. Das Stadium des affektiven Erlebens des Objektes wird im allgemeinen wenig gewertet, ja sogar abgelehnt, und man will das Kind zu früh in ein rationelles Erleben treiben, was ihm durch die Symbiose mit der Mutter noch nicht möglich ist.

Bruno hatte nie mit Objekten konstruktive Tätigkeiten ausgeübt. Seine Eltern hatten versucht, ihn für jene Steckspiele zu interessieren, die man kleinen Kindern gibt, bei ihm aber weckte dies keinerlei Interesse. Er machte höchstens den Eindruck, sich einer gewissen Anzahl von Formen bewußt zu werden: Kreis, Quadrat, Rechteck. Eingeschlossen in seiner affektiven Hemmung, hatte er keinerlei Zugang zu strukturierender Beschäftigung.

Die angebotenen Brettchen akzeptiert Bruno, er manipuliert sie interessiert, tauscht sie mit Bernard aus; dann baut Bernard sie ihm einzeln nacheinander auf.

Das Stapeln ist eine der ersten konstruktiven Tätigkeiten des Kleinkindes, es ist der erste Bezug, der mit den Gegenständen spontan entsteht; darauf erscheint im allgemeinen das Aufreihen. Aber Bruno legt Wert auf eine sorgfältige Aufstapelung, und bemüht sich um eine immer bessere Übereinstimmung der Formen.

Nachdem Bruno alles aufgetürmt hat, dreht Bernard die Beziehung um. Nun ist er es, der verlangt, indem er die Hand ausstreckt, und Bruno reicht ihm unverzüglich ein Brettchen nach dem anderen. Mit diesen Dingen baut Bernard eine Art »Kartenhaus« aus drei Brettchen. Mit einer Gebärde der Selbstverständlichkeit und ohne merkbare Aggressivität wirft das Kind es um.

Hier haben wir eine häufige, primitive Reaktion des Kleinkindes, das systematisch alles zerstört, was der Erwachsene vor ihm aufbaut (vor allem aufgetürmte Würfel). Für das Kind, das nicht zu bauen versteht, ist diese Zerstörung ein positiver Akt, eine Arbeit mit den drei Gegenständen, eine gewollte Strukturänderung, eine Selbstbestätigung.

Es ist normal, daß Bruno dieses Stadium durchmacht, und es sind ihm deshalb keine Vorwürfe zu machen.

Tatsächlich blickt Bruno zu Bernard und lächelt ihm zu, vielleicht, um seine Zustimmung zu erhalten. Bernard gibt ihm diese Zustimmung durch sein Verhalten und durch sein Lächeln. Es ist stille Mittäterschaft; es war ein Spiel.

Ruhig baut Bernard die gleiche Struktur wieder auf. Diesmal wird sie von Bruno geachtet, er geht nahe heran, betrachtet sie interessiert, arbeitet daran mit, indem er die Brettchen hinreicht und sie geduldig hält, bis Bernard das letzte verbaut hat. Man fühlt, daß er bewußt mitarbeitet, »intellektuell« mitarbeitet (Abb. 6), und als das Bauwerk – diesmal unabsichtlich – zusammenfällt, blickt er zu Bernard und lächelt ihm zu. Dann, nachdem Bernard sich entfernt hat, bringt er ihm die Brettchen einzeln hin, damit dieser sie auftürme.

In dieser Phase entdeckt Bruno die Zusammenarbeit. Sehr rasch ist er von einer spontanen, destruktiven zu einer überlegten, konstruktiven Tätigkeit übergegangen. Selbst wenn diese Aktivität noch rudimentär ist, bildet sie doch einen wichtigen Schritt zur Sozialisierung.

7. Phase: Der Fleck – Malen und Befreiung von der Phobie

Jetzt schlägt Bernard ein anderes Material vor: die Fingerfarbe und das Papier. Anfangs wählt der Therapeut die Farben Rot und Blau, die das Blut symbolisieren und somit – in der Vorstellung Bernards, aber kann das Kind dies unbewußt erfassen? – in Beziehung zu der von Mutter und Kind bei der Entbindung durchgemachten Zyanose stehen. Die rote Farbe wird dem Kind in einer flachen, rechteckigen, leicht zugänglichen Schachtel dargeboten. Bernard macht eine auffordernde Geste, indem er etwas Farbe auf ein auf dem Boden liegendes großes, weißes Blatt aufträgt.

Bruno sitzt auf dem Boden und schaut interessiert abwechselnd ins Gesicht Bernards und auf seine Hände, auf das was er tut. Dann scheint er Unbehagen zu empfinden, er reibt den Handrücken an seinem Körper, und schließlich, als Bernard sich anschickt, seine farbbedeckten Hände Brunos Schenkel zu nähern, reibt er diesen heftig, lange, wie um einen imaginären Fleck zu entfernen. In der phobischen Reaktion wird nicht nur der »Fleck«, sondern selbst die Vorstellung davon abgelehnt.

Diese Fleckphobie mit ihrem ganzen Symbolgehalt ist ein klassisches Symptom in der Psychiatrie. Denken wir an die Schwierigkeiten Brunos mit seinen Exkrementen.

Bernard bleibt unbeirrt und nähert sachte den Zeigefinger Brunos Knie, ohne es zu berühren. Es erfolgt die gleiche nervöse, abgehackte, beharrliche Reaktion des Wegwischens. Das Kind blickt nicht mehr auf den Therapeuten, es schaut nur auf sein Knie mit dem imaginären Fleck.

Bernard lenkt also ab: er verstreicht etwas blaue Farbe. Dann nimmt er Bruno in seine Arme, zwischen seine Beine, indem er das Knie des Kindes unter seinem eigenen

Bein festhält. Durch diesen beruhigenden Kontakt bringt er es dazu, den roten Fleck, mit dem er sein Knie bekleckst, zu akzeptieren. Über Bernards Schenkel gebeugt, schaut Bruno aus nächster Nähe hin: er versucht weder sich freizumachen, noch den Fleck wegzureiben. Einen Moment lang vergräbt er sein Gesicht in Bernards Schenkel, dann versteckt er es hinter seinem anderen aufgestellten Knie. Anscheinend will er nichts mehr sehen, er duldet jedoch das Streicheln der Finger. Sodann ergreift Bernard die Hand Brunos, färbt ihm die Finger an, indem er sie mehrmals über das Knie des Kindes zieht, und läßt ihn seine eigene Spur auf dem Papier anbringen.

Nun hebt Bruno endlich den Kopf, blickt lächelnd auf Bernard und versuchte einige Spuren auf das Papier zu schmieren; dann, auf Bernards Anregung hin, befleckt er ihm recht vergnügt den Arm und akzeptiert sogar die Flecke auf seinem eigenen Arm. – Die beiden beginnen sich gegenseitig mit Farben zu beschmieren. (Abb. 7).

Bruno strahlt und plappert drauf los.

Jetzt spricht Bruno neue Wörter: »rot«, »blau«, »gelb«, »Farbe« ... Mit den Fingern nimmt Bernard wieder rote Farbe auf, faßt Brunos Finger und reibt sie, um sie anzufärben über die eigenen. Dann läßt er ihn den Fleck auf seinen eigenen Arm übertragen, was Bruno spontan tut. Diese Übertragung der Flecken von einem Körper auf den anderen ist ein quasi symbolischer Austausch. Bruno hat nie die Finger in die Farbschachtel getaucht, er war nur über den Körper Bernards mit der Farbe in Berührung. Die affektive Übertragung, die der Körper des Therapeuten für ihn im Laufe der ersten Sitzungen beinhaltete, ermöglichte es ihm, diese für ihn unangenehme Situation zu akzeptieren und zu meistern.

Sich selbst anmalen und vom anderen angemalt werden, das sind Situationen, die eine verschiedenartige affektive Resonanz aufweisen.

Präsentation des Films

»Bruno« ist ein Amateurfilm, gedreht in Super 8, von Oktober 1971 bis Juni 1972. Aufnahmen und Schnitt: Jean-Michel Dubray, Heilpädagoge für Psychomotorik.
Drehbedingungen: ständige Anwesenheit des Kameramannes bei allen Sitzungen – Totalausleuchtung des Zimmers (kein auf das Kind gerichteter Scheinwerfer). Vollkommene Neutralität des Kameramannes wie auch der wenigen Zuschauer (Heilpädagogen in Ausbildung), die den Dreharbeiten beiwohnten.
Dauer des Filmes: 40 Minuten.
Verleih: Diese Produktion wurde nicht und wird nicht kommerziell ausgewertet. Um jeden Irrtum bei der Interpretation der Bilder auszuschalten, bestehen die Autoren darauf, den Stummfilm selbst vorzuführen und zu kommentieren und nachher mit dem Publikum darüber zu diskutieren.
Die Photos, mit denen das Buch illustriert ist, sind dem Film entnommen. Zu unserem großen Bedauern hat uns die stellenweise mangelhafte Qualität nicht erlaubt, Bilder aus der ersten und zweiten Phase der Therapie zu reproduzieren.
Bei der nach dem gleichen Prinzip eingesetzten und behandelten blauen Farbe beginnt Bruno nur einige kurze Momente mit seinen Wegreibversuchen, obwohl er sich diese Farbe selbst von den Finger Bernards geholt hatte. Dann betrachtet er lange von verschiedenen Seiten seine beschmutzten Hände, macht sich mit einem Finger einen blauen Strich auf die Wange und beginnt zu sprechen. Auch dies ist eine neue Reaktion Brunos, daß die Situation der Verunsicherung Verbaläußerungen auslösen. Zweifelsohne entdeckt er den beruhigenden Einfluß des Sprechens, wie wir es so oft in den Kindergruppen vor allem in den Erwachsenengruppen beobachten, wenn sie sich in einer beängstigenden Situation befinden.

Immer noch in der Beruhigungsstellung in Kontakt mit dem Therapeuten, kann Bruno jetzt selbst seine Finger in die Farbe tauchen und auf dem Papier die Spur seiner Hände auftragen (Abb. 8) – Er sagt:»Farbe«,»blau«, »rot«, etc. Er übernimmt die Initiative, mischt Farbflekke, überlagert sie, Bernard ahmt ihn nach, antwortet ihm mittels der Farbspur.

Die ersten»Zeichen« sind Tupfer; er setzt seine mit Farbe befleckten Finger auf das Papier, nimmt sie weg und betrachtet das Ergebnis seiner Geste; aber nach und nach wagt er sich daran, seine Finger über das Papier zu schieben, immer breiter und breiter zu klecksen. Auf diese für ihn neue Tätigkeit ist er sehr eifrig konzentriert.

Für uns ist dies eine sehr wichtige symbolische Aktivität: wir nennen dies»seine Spur hinterlassen«, eine Spur seiner Anwesenheit, eine Spur, die diese Anwesenheit symbolisiert und sie verewigt. Darin liegt die unbewußte, tiefe, affektive Basis aller Tätigkeiten plastischer Ausdrucksformen und später der Schrift.

Bruno hatte zu einer symbolischen Tätigkeit nie Zugang gehabt. Im Alter von siebeneinhalb Jahren besitzt er praktisch keine graphischen und plastischen Ausdrucksmöglichkeiten; wenn er Plastillin oder Modellierton vor sich hat, weiß er damit nichts anderes anzufangen, als sie zum Mund zu führen.

Auch hier kann eine organische, neurophysiologische Erklärung abgegeben werden: das Kind hatte wegen seines motorischen Gebrechens große Schwierigkeiten, die Dinge festzuhalten – eine Schwierigkeit, die sich im übrigen nach der Behandlung weitgehend bessern sollte, obwohl diese keine spezifische Übung für manuelle Geschicklichkeit beinhaltete.

Man darf sich aber doch fragen, ob dieses völlige Fehlen plastischer Ausdrucksmöglichkeit nicht auch – wie das Fehlen des verbalen Ausdrucks und das Fehlen strukturierter Tätigkeit – mit dieser Unausführbarkeit in Verbindung steht, mit dieser Weigerung, sich auszudrücken, sich mitzuteilen, auf welche Weise auch immer,»aus sich herauszugehen«.

Dadurch hat Bruno soeben einen entscheidenden Abschnitt hinter sich gebracht, weil er akzeptiert, seine Spur bewußt aufträgt und die Freude dieser Bestätigung seiner selbst entdeckt.
Nun, da er die Situation meistert, kann Bernard den körperlichen Kontakt aufgeben, sich entfernen, Distanz halten. Bruno macht allein weiter. Ganz beschmiert mit Farbe,»malt« er mit beiden Händen, wobei er gleichzeitig mit Bernard spricht.

»Nimm rote Farbe,« sagt Bernard.
»Nein, blaue.«
»Also die blaue.«
»Viel blaue« (»coup bleue«)
»Mit Deiner Hand – Deinem Fuß.«
»Nimm« ...

So rudimentär sie auch sein mag, es handelt sich hier um eine echte »Konversation«, mit Ideenaustausch, Beobachtungen, Absichten. Dies ist das erste Mal, daß Bruno einen so anhaltenden Sprachaustausch in Gang hält.
Um diese Befreiung komplett zu machen, benützen sie die Füße. Ohne zu zögern nimmt das Kind in Nachahmung des Therapeuten die Farbe direkt mit seinen Füßen und setzt die Spuren auf das Papier.
Jetzt heißt es, sich waschen – und mit einem Schlag akzeptiert Bruno das Wasser; vor dem Waschraum zeigt er keinerlei Sträuben mehr, er akzeptiert, daß Bernard ihm das Gesicht mit reichlich Wasser reinigt, er patscht seine Hände eifrig in das schmutzige Wasser des Beckens, er hilft Bernard, sich die Beine zu waschen, er spielt mit dem Schwamm, er spritzt herum, er ist glücklich.
So endet im Juni 1972 das erste Jahr der psychomotorischen Behandlung.

Die wesentliche Arbeit, die die spätere Entfaltung Brunos ermöglichen sollte, wurde in diesem ersten Jahr vollzogen. Nur diese Rückkehr zu den körperlichen und affektiven primären Quellen der Kommunikation konnte das Aufbrechen einer blockierten Situation, die endgültig fixiert und hoffnungslos schien, ermöglichen.

Nicht nur, daß Bruno nicht sprach, er zeigte auch keinerlei konstruktive und organisierte Aktivitäten. Er hatte nicht einmal die relative Selbständigkeit eines dreijährigen Kindes erworben; es fiel ihm schwer, allein zu essen, allein auf die Toilette zu gehen, sich zu waschen, umherzugehen, ohne sich außerhalb der ihm vertrauten Orte zu verirren. Erinnern wir uns, daß die aufrechte Haltung und der Gang unsicher waren. Bruno vegetierte in einem Zustand der Abhängigkeit und hatte nur sehr beschränkte Ausdrucks- und Kommunikationsmöglichkeiten.

Er war jedoch kein schwer debiles Kind. In ihm steckten unendlich mehr Möglichkeiten, als er anwendete. Das tatsächliche neurologische Problem hatte, wie es oft vorkommt, das sekundäre oder zusätzliche psychologische Problem verdeckt.

Als Ursache dieser Störungen hatte man nur den zerebralen, organischen Schaden gesehen, obwohl ein Teil desselben einer ganz anderen Ätiologie auf psychoaffektiver Ebene angehörte.

Wir weisen darauf hin, daß außer dem spontanen Auftauchen der Sprache, dem spektakulärsten Phänomen, die eigentlichen motorischen Möglichkeiten Brunos auf dem Gebiete der Genauigkeit und Gestenführung, der Lautbildung, der gewollten Bewegung, des Gesichtsausdruckes usw., sich weitgehend gebessert haben, und dies ohne jede spezifische Umerziehung, ohne jede auf statischer, dynamischer, oculomanueller oder anderer Koordination aufgebauten Übung.

Die im Laufe der Sitzungen festgestellte Entwicklung hat sich übrigens auf alle Alltagstätigkeiten allgemein ausgebreitet. Das Kind strebte immer mehr und mehr eine Selbständigkeit an, die in den beiden folgenden Jahren durch psychomotorische Therapie abgestützt wurde.

Man mag über die sichtliche Einfachheit der angewandten Mittel überrascht sein: einige sorgfältig gewählte, einfache Objekte, einige einfache Gesten, viel Nüchternheit, keine Worte, aber großer symbolischer Reichtum. In diesem Dialog mit Bruno wird nicht auf Vorstellungen zurückgegriffen, alles geht auf symbolischer Ebene vor sich, und dadurch erhält diese Beziehung ihre Tiefe und Einfachheit.

Das »normale« Kind lebt in seiner Phantasie, und manchmal ist es gut, ihm dorthin zu folgen ... nicht, ihm dorthin voranzugehen. Zu oft ist die Phantasiewelt eine Flucht für das Kind und ... für den Therapeuten. In der Verbaltherapie kann der Psychoanalytiker dem Kind helfen, die symbolische Dimension zu finden, die sich hinter diesem Imaginären verbirgt. Bei der psychomotorischen Therapie ziehen wir eine direkte, symbolische Beziehung vor, die nicht des expliziten Ausdrucks durch die Sprache bedarf. Genau darin besteht die Originalität der psychomotorischen Annäherung und ihre Unterscheidung von anderen Therapien wie das Psychodrama, wo Sprache und Einbildung das Übergewicht haben.

Damit aber diese Beziehung ihr Ziel erreicht, muß sie so schlicht wie möglich sein. Angesichts einer Betriebsamkeit des Therapeuten, einer Vielfalt von Aufforderungen, die seine Verunsicherung verdecken, findet sich das Kind nicht mehr zurecht, es wird unsicher. Die »Botschaften« müssen einfach, ruhig, spärlich, aber präzise sein ... und der Therapeut muß eine große Selbstbeherrschung und Beherrschung des eigenen Körpers besitzen, eben dieses Körpers, der zu dem Kind eine Sprache spricht, zu deren symbolischer Einfachheit es unmittelbar Zugang hat.

Die verschiedenen Phasen
und ihr zeitlicher Ablauf

Wir werden oft gebeten, die genaue chronologische Folge der sieben von uns beschriebenen Phasen, ihre Dauer und Gliederung zu definieren.

Dies ist eine Bitte, die wir aus zwei Gründen nicht erfüllen können und wollen:

– Der erste Grund ist, daß die genaue Festlegung einer Chronologie dazu führt, im Geiste des Lesers mehr oder weniger bewußt ein Modell zu schaffen, wogegen die Therapie Brunos nichts als ein Beispiel ist, in dem eine bestimmte Anzahl von allgemeingültigen Konzepten auf einen besonderen Fall angewandt wurde.

Die Chronologie der Entwicklung Brunos ist seine ureigenste, und gleicht nicht unbedingt der eines anderen.

Das wesentliche Grundprinzip, auf dem unser ganzes Konzept beruht, ist die ständige Anpassung an die Entwicklung des Kindes; nicht des »Kindes« im allgemeinen, sondern dieses einen Kindes, das hier vor Ihnen ist, gerade in diesem Augenblick, mit seinem genetischen Potential, seiner psychologischen Vergangenheit und seiner existentiellen Zukunft. Dadurch ist jede Nachahmung eines Modells ausgeschlossen.

Eine Therapie dieser Art ist nicht im voraus programmierbar. Sie wird jeden Augenblick erlebt, sie ist ein ständiges Werden.

Sie hängt daher nicht nur von der Persönlichkeit des Kindes ab, sondern auch von der Persönlichkeit des Therapeuten. Die authentische Begegnung dieser beiden Persönlichkeiten, ihre gegenseitige Anpassung bestimmen die ganze Therapie.

Trotzdem scheint die Entwicklung, die sich in den beschriebenen Phasen abzeichnet, Allgemeinwert zu besitzen. Sie kann, so glauben wir, als Bezugsbasis dienen, vorausgesetzt, daß man nicht ihr Sklave ist und sie nicht auf krampfhafte Weise strukturieren will.

Diese erste Phase des körperlichen Kontakts und Austausch von Lauten war bei Bruno relativ lang (drei Monate). Es kann sein, daß sie bei einem anderen Kind viel kürzer ist, oder auch viel länger bei einem dritten. Die Phasen oraler Aggressivität werden bei Bruno kaum angedeutet, und aus diesem Grunde haben wir sie nicht hervorgehoben. Es ist hingegen möglich, daß sie bei anderen Kindern von grundlegender Bedeutung sind ...
Ferner ist es klar, daß mit einem Kind, das den körperlichen Kontakt ablehnt, die Annäherung eingangs grundlegend anders erfolgt, und daß diese Phase weit später auftreten wird, nach Abklingen der Weigerungen und nach Annahme der Regression.
Unter diesen Voraussetzungen eine Entfaltungschronologie zu fixieren, scheint und illusorisch und gefährlich.
– Der zweite Grund, der uns davon absehen läßt, ist, daß sich die verschiedenen Phasen in ein Kontinuum eingliedern und nicht so getrennt und eigenständig sind, wie es beim Lesen dieses Buches oder beim Betrachten des Film scheinen könnte. Sowohl Buch als auch Film sind, wenn sie auch gewissenhaft die chronologische Folge einhalten, nicht minder das Ergebnis einer doppelten Auswahl: Seitens des Kameramannes, der nur jene Situationen filmte, die ihm die interessantesten zu sein schienen, und beim Schnitt, bei dem nur die signifikantesten Folgen beibehalten wurden. 70 Stunden Arbeit wurden auf diese Weise auf 40 Minuten zusammengerafft.
Die auswählende Analyse war unerläßlich, um den Aufbau der Entwicklung herauszuschälen, aber sie kann keine Rechenschaft über die Komplexität des Ganzen ablegen. Sie berichtet nicht über die Überlappung zwischen diesen verschiedenen Phasen, über die zeitweisen Regressionen, über die mißglückten Versuche, über all diese

Augenblicke, wo sich nichts »Interessantes« zu ereignen schien, und die trotz allem doch den Zugang zu den signifikanten Folgen bedingen, die wir dargestellt haben, relativ kurze Sequenzen, die jedoch in evidenter Weise den Zutritt zu einer neuen Kommunikationsstufe charakterisieren. In welche Phasen soll man diese Zwischenperioden chronologisch einordnen? Läuft man nicht Gefahr, in ein willkürliches Zerstückeln zurückzufallen, wodurch man die Globalität unserer allgemeinen Annäherungen aus dem Blick verliert?

Wir sollen von diesen Begriffen der »Progression« und des »Programmierens« loskommen, die keinen anderen Zweck verfolgen, als Pädagogen oder Therapeuten zu beschwichtigen ... und kein anderes Ergebnis bringen, als eine Erstarrung seiner Disponibilität und Kreativität.

Die weitere Entwicklung

Zu dem Zeitpunkt, da wir dieses Buch schreiben, ist Bruno fast 11 Jahre alt.

Was ist aus ihm geworden? Ist die mit der psychomotorischen Therapie erreichte Brechung der Blockade von Dauer gewesen? Hat sich das Kind nach Abschluß dieser Therapie weiter entfaltet?

Die Beantwortung dieser Fragen scheint uns wesentlich, denn die realen und tiefen Wirkungen einer Behandlung zu bewerten, ist erst später mit einem gewissen Abstand möglich.

Die unmittelbaren Wirkungen, so interessant und spektakulär sie sein mögen, dürfen nicht das wesentliche Ziel verhüllen, das darin besteht, einem Menschen zu helfen seine Entwicklungsdynamik wiederzuerlangen.

Vor der Therapie war diese Dynamik bei Bruno mehr oder minder blockiert. Seit mehreren Jahren war sein »Sein« statisch, erstarrt, ohne Werden. Er hatte nur wenig Fortschritte gemacht, keinerlei echte, wahre Entwicklung. Das Wenige, was er erworben hatte, war das Ergebnis einer Dressur, einer mühsamen Konditionierung. Bruno ist passiv, »schlapp«, sagt die Mutter ... und dieses in ihren Darstellungen mehrmals erwähnte Wort drückt das tiefe Fehlen des Wunsches aus, zu sein, sich zu bestätigen. Seine Trägheit gab er nur auf, um zu widersprechen. Er zeigte keinerlei positiven Wunsch, nur negative Wünsche, »Anti-Wünsche«.

In den Berichten der Eltern, vor allem der Mutter, sehen wir Bruno nie aktiv werden, um etwas zu tun, sondern immer, um etwas »nicht zu tun«. Sogar sein Wortschatz war bezeichnend. Nie sagte er »will«, sondern »will nicht«. Er existierte nur, um Wünsche anderer abzulehnen. Das Fehlen positiver Wünsche macht eine Entwicklung unmöglich.

Im Verlauf der psychomotorischen Therapie konnten wir ein Neuerwachen der Wünsche und seine fortschreitende Entfaltung erleben, die sich im Handeln ausdrückte: Wunsch nach Austausch, nach Kommunikation und Ausdruck. Das Ziel ist eine Renaissance des »Seins« und nicht eine Entwicklung des »Habens« (»avoirs«).

Wenn die Dynamik des Wunsches auf der Ebene des Seins wiederhergestellt ist, und das Kind in gewissem Maße fähig ist, eigene Wünsche zu haben, muß die Entwicklung ohne Therapeuten und nach Beendigung der Therapie von allein weitergehen, wobei das Kind nun die Möglichkeit hat, die Hilfsmittel seiner Umwelt auf positive Weise zu benutzen.

Wir werden die spätere Entwicklung Brunos nach diesem Gesichtspunkt analysieren. Dabei werden wir uns auf die aufgezeichneten Angaben der Eltern, aber auch auf die Erklärungen der Psychologen und Pädagogen stützen, die derzeit mit dem Kind arbeiten, wie auch auf unsere eigenen Beobachtungen seines jetzigen Verhaltens.

Derzeitige Situation des Kindes

Während der drei Jahre, die diese Therapie dauerte, hat Bruno ein städtisches MP-Institut (Institut Médico-Pédagogique) besucht, wohnte jedoch bei seinen Eltern. Am Ende der Therapie – er ist 10½ Jahre alt – haben die Eltern es vorgezogen, ihn halbintern in einem anderen Spezialinstitut einer Nachbarstadt unterzubringen. Jeden Abend wird er in einer Gastfamilie aufgenommen, wo er sich in Gemeinschaft zweier Kameraden befindet, die das gleiche Institut besuchen, sowie eines kleinen Mädchens, das in eine normale Schule geht. Jedes Wochenende und während der Ferien fährt er heim. Seine Mutter kommt ihn oft besuchen und ruft häufig in dem Institut an, mit dem sie sehr zufrieden ist.

Dieses Institut nimmt Kinder auf, die an verschiedenen Behinderungen leiden: Geistesschwäche, zerebrales motorisches Gebrechen, Epilepsie, Persönlichkeitsstörungen. Sein Ziel, sagt uns die Direktorin, ist die»Integrierung aller unserer Kinder in die Gesellschaft, – so schlecht sie auch sein mag, – das Streben nach ihrer Selbständigkeit.«

Bruno ist einer Gruppe von 12 Kindern zugeteilt, die einer etwa 30 Jahre alten Erzieherin anvertraut sind, Fräulein R., die sehr streng zu sein scheint. Er besucht auch psychomotorische Heilpädagogik-Kurse bei Herrn X., dies sind Kurse in Gruppen zu 10.

Das Institut bietet auch andere Tätigkeiten: Reiten, Karting, Schwimmen usw.

Beschreibung und Analyse des derzeitigen Verhaltens

Wer Bruno mit 7½ Jahren gesehen hat, wie er auf allen Vieren kroch und Gang und aufrechte Haltung nur schwer beherrschte, ist zuerst von seinem derzeitigen Elan verblüfft. Sein Gang ist sicher, den Kopf hält er gerade, er bewegt sich leicht und ungezwungen fort, wenn auch noch langsam.

Sein Gleichgewicht hat sich weitgehend gebessert: er ist jetzt imstande, sich auf kleinen Flächen mit einer geringen Hilfe (Holzblock, Bank, Sandsack) im Gleichgewicht zu halten.

Seine dynamischen Tätigkeiten reichen bis zum Reitsport, den er jede Woche betreibt, und man muß ihn gesehen haben, wie er ohne Scheu auf dem Rücken eines Ponys herumreitet. Er betreibt auch Karting, was eine gute Beherrschung der Reflexe erfordert.

Hingegen ist zu bemerken, daß er noch nicht rennen kann.

Seine Feinmotorik ist ebenfalls fortgeschritten, wenn auch langsamer: seine Hypertonie läßt nach, seine Spastizität geht zurück. Es gelingt ihm, seine Bewegungen besser zu beherrschen, besser zu greifen, besser zu manipulieren. Es gelingt ihm jetzt, das Innere einer geschlossenen Fläche richtig und fast tadellos auszumalen.

Auf dem Gebiet der manuellen Geschicklichkeiten jedoch bleiben seine Möglichkeiten sehr begrenzt.

Sein sprachliches Verständnis hat sich weitgehend gebessert: die einfachen gesprochenen Anweisungen, die das tägliche Leben betreffen, werden sofort verstanden und in korrekter Weise von ihm beantwortet. Komplexere Anweisungen oder solche, die zwei aufeinanderfolgende Handlungen beinhalten, bringen immer Probleme, sei es, daß er sie sich schwer merkt, sei es, daß er den zeitlichen Ablauf noch nicht richtig erfaßt.

Das ursprüngliche Vokabular seiner eigenen Sprache, sein aktives Sprechen, das aus drei oder vier Wörtern bestand, hat sich beachtlich bereichert und nimmt täglich weiter zu: er kennt und nennt alle Objekte, die ihn im Alltag umgeben, die geläufigen Nahrungsmittel, die Personen (die Namen seiner sämtlichen Klassenkameraden);

er verwendet einige gebräuchliche Verba, eher wenig Adjektiva und Adverbien. Er legt jedoch eine gewisse »Sprechfaulheit« an den Tag und hält es für günstiger, auf etwas zu deuten, was er will. Fragt man ihn, wie dieser Gegenstand heißt, kommt er dem bereitwillig nach.

Ist dieser »Faulheit« auch die Tatsache zuzuordnen, daß er die Wörter meist abkürzt, sie auf eine oder zwei Silben reduziert (»teau« für bateau = Boot, »tare« für Gitarre)? Er ist sehr wohl imstande, die gleichen Wörter zu wiederholen, bis zu drei aufeinander folgenden Silben.

Diese Wörter werden auch oft durch Nachahmung erlernt, er wiederholt, was seine Eltern sagen; er wiederholt in der Schule »alle Wörter der anderen«.

Aber manche Ausdrücke tauchen »spontan« auf, Wörter, gehört und eingeprägt, die erst später »entschlüpfen«. Im allgemeinen sind dies Wörter, die mit einer affektiven Resonanz behaftet sind: »foleil« (soleil, Sonne), »ski«, nach einem Wintersportaufenthalt.

Diese Wörter sind mehr oder weniger phonetisch entstellt, besitzen aber immer, wenn auch manchmal assoziierend, eine korrekte Semantik, z. B. »Zug«, wenn er einen Bahnhof sieht.

Mit diesen isolierten, gelegentlich paarweise assoziierten Wörtern macht er sich verständlich. Tatsächlich ist er über das Stadium des »Erstwortsatzes« der kleinen Kinder nicht hinausgekommen, eines Wortes, das für ihn selbst einen ganzen Gedanken oder eine Aktionsfolge ausdrückt. Er hat die syntaktische Struktur der Sprache, Subjekt – Verb – Ergänzung noch nicht erworben.

Seine einzigen strukturierten Sätze sind jene, mit denen er einen Aktionswunsch ausdrückt: »I(ch) will trinken« (eu veu boire), »I(ch) will sehen« (eu veu voir). Das Auftauchen des Fürwortes »ich« zeigt seine Identifizierung mit seinem körperlichen Ich. Er sagt auch »mir« (bzw. »mich«, moi) und spricht seinen Vornamen »nono« aus, wobei er auch seinen Familiennamen folgen läßt. Man darf daher sagen, daß er das Bewußtsein seiner Identität erlangt hat, was in der Entwicklung eines Kindes eine wesentliche Phase darstellt.

Wird Bruno trotz eines so verspäteten Beginns diesen Fortschritt weiterentwickeln oder bleibt er auf dem vorgrammatikalischen Niveau stehen? Wir wissen es nicht. Gewiß ist seine sprachliche Entwicklung mit der Gesamtentwicklung seiner Person in seiner Beziehung zu sich selbst und zu den anderen verbunden. »Sein Verhalten hat sich sehr geändert«, sagt uns die Mutter. »Jetzt kann man jeden Tag etwas Neues feststellen.« Und sie fügt hinzu: »Er ist gar nicht mehr das stille Kind, das er war; wenn er gerade nichts tut, ist ihm langweilig und er wird unartig.« Dieses »stille« Kind, das stundenlang im Nichtstun verharren konnte, ohne sich zu langweilen, das war das »schlappe« Kind gewesen, existenzlos, weil wunschlos.

Jetzt also existiert Bruno, er hat eigene Wünsche, gewisse Dinge hat er gern, gewisse Dinge wünscht er, und dies wird, wie wir gesehen haben, sogar in seiner Sprache ersichtlich. Seine Aggressivität ist nicht mehr nur Widerstand dem Wunsche des anderen gegenüber, sie drückt jetzt die Zurücksetzung seines eigenen Wunsches aus. Diese Veränderung des existentiellen Verhaltens ist für uns von wesentlicher Bedeutung.

Indessen äußert Bruno noch sehr wenig spontane Wünsche. Es mangelt ihm noch an Vorstellungsgabe, an Kreativität und Initiative. Im Institut zeigt er reges Interesse an den Spielen der anderen, nimmt aber selbst daran kaum teil. Auch in der Klasse »wartet er«, er redet erst, wenn man ihn anspricht. Er muß ununterbrochen aufgefordert werden, damit er sich in eine Tätigkeit einläßt.

Ist diese Passivität eine Reaktion auf das sehr strukturierte Milieu, in dem er lebt? Tatsächlich verändert sich sein Verhalten, sobald seine Mutter kommt. Selbst die Erzieherin hebt dies besonders hervor: »... er beginnt zu sprechen, er spricht mehr, lauter und weit besser. Er ist anders, er scheint entspannter, er ist ungezwungener, seine Bewegungen sind besser koordiniert, er ist weniger schüchtern, er lacht.« Diese Gesamtänderung seines Verhaltens zeigt deutlich den ganzen affektiven Einsatz, der diesem zugrundeliegt.

Zu Hause scheint er aktiver, er macht Lärm und Unfug, er neckt, dreht am Fernsehgerät, er spielt mit anderen Kindern.

Im übrigen sieht es so aus, als ob diese passive Haltung sich jetzt abschwächt. Bruno entdeckt das Spiel, er spielt Verstecken mit seiner Schwester, er beginnt, sich aktiv für Ballspiele zu interessieren, er tanzt mit den anderen, er unterhält sich allein mit seinen Spielsachen, er zeigt neues Interesse für Baukastenspiele, für das Anmalen. Deshalb hat er zwar noch lange nicht auf seine Widerstandshaltungen verzichtet, aber sie sind nicht mehr so unüberwindbar. Sie sind weniger massiv, sind nuancierter, selektiver. Zornausbrüche treten nur ausnahmsweise auf. Seine Opposition hat eher die passive Form einer lächelnden, aber beharrlichen Weigerung. »Sein Kopf ist aus Holz«, sagt seine Erzieherin. Manche Dinge, die er tun könnte, die er zu tun versteht, verweigert er, einfach weil er nicht will. Schilt sie ihn, so lacht er. Schließlich gibt er wohl nach, doch »muß man böse werden, damit er seine Aufgabe ausführt«. Die gleiche Haltung setzt er jetzt auch der Autorität der Mutter entgegen. »Er lacht mich aus ...«

Obwohl Bruno jetzt selbst eigene Wünsche formulieren kann, hat er noch nicht völlig auf seinen Widerspruch gegen den Wunsch des anderen verzichten können, der seine einzige Art des Existierens war. Falls sein eigener Wunsch mit jenem des anderen übereinstimmt, bringt er es manchmal fertig, ihn abzulehnen. Er lehnt ab was er gern hat, wenn seine Mutter es vorschlägt.

In seinem Verhältnis zur Autorität und zu den Wünschen

der Erwachsenen scheint jetzt zwischen männlichen und weiblichen Personen eine Unterscheidung zu bestehen. Zum Zeitpunkt seiner Aufnahme in das Institut registrierte die Psychologin, daß er in einem Katalog die Frauen sehr wohl sah und von den Männern keine Notiz nahm. Nun scheint sich die Vaterfigur als Autoritätssymbol zu profilieren. Seine Mutter klagt, daß Bruno ihr weit weniger folgt, sie bemerkt hingegen, daß ihr Mann bei dem Kind jetzt viel mehr Autorität besitzt. Klagt aber die Erzieherin über den Widerstand Brunos, so beurteilt der psychomotorische Therapeut ihn im Gegenteil »als auf Anordnungen sehr gehorsam«.

Der Heilpädagoge raucht Pfeife, und sofort hat Bruno sehr lebhaftes Interesse für dieses »phallische Symbol« gezeigt, das zum ersten Mittler in ihrer Kommunikation wurde.

Das einzige, was Bruno nicht ausstehen kann und was seine heftigen, tränenlosen Zornausbrüche mit Gebrüll hervorruft, ist, wenn die Mutter, um ihre Autorität durchzusetzen, den Vater einschalten will.

Es könnte also scheinen, daß Bernard, trotz der sehr regressiven Handlungen am Anfang (Körperkontakt, affektives Einhüllen), die man als mothering interpretieren könnte, doch dazu beigetragen hat, das Hervortreten dieses Vater-Images zu fördern, vielleicht durch die nach und nach aufgezwungenen Frustrationen, durch die gewaltsame »Überwältigung« gewisser Abwehrreaktionen (Akzeptieren des Flecks).

Bruno sucht im übrigen viel weniger Kontakt mit Erwachsenen, seine Beziehungen mit dem leitenden Personal des Instituts sind distanzierter, er begnügt sich damit, ihre Anordnungen auszuführen.

Seine affektiven Bedürfnisse, die sehr groß sind, drücken sich in seiner Beziehung zu anderen Kindern aus. Diese Beziehung hat sich ebenfalls sehr entwickelt; früher war sie sehr aggressiv, von einer primären und unbewußten

Aggressivität: er riß an den Haaren, »ohne sich dessen bewußt zu sein, daß er weh tat«, Zeichen einer Nichtidentifizierung mit dem anderen als menschliches Wesen. Wenn er manchmal noch dieses Verhalten zeigt, so geschieht dies jetzt auf eine sehr bewußte Weise, um die Kommunikation auszulösen. Seine Neckereien, Zeichen einer besser kontrollierten, mehr symbolischen Aggressivität, haben die gleiche Bedeutung.

Bei seinem Eintritt in die Klasse ignorierte er die anderen völlig, hatte keinerlei Gruppenbewußtsein. Jetzt nennt und identifiziert er alle seine Kameraden und umarmt sie.

Er hatte immer das Bedürfnis, zu umarmen, zu berühren, direkten Kontakt herzustellen, als wollte er diese Distanz, diese Isolierung brechen, die ihn von den anderen trennte und deren Gefangener er so lange gewesen war. Auch wenn er jeden umarmt, so hat er doch bevorzugte Personen mit denen diese Kommunikation am besten klappt. Mit ihnen kann dieser tonische Einklang hergestellt werden, den er als Beweis seiner Akzeptierung sucht.

Im Laufe des ersten Jahres war sein Kamerad ein anderer Bruno, ein epileptisches Kind, zu dem er große Zuneigung zeigte. Mit ihm traten niemals aggressive Beziehungen auf, sondern er suchte einen verschmelzenden Einklang, einen durch Körpernähe, Haut und Wärme hergestellten Kontakt.

Jetzt ist es Xavier, ein 13 Jahre altes Kind, psychotisch, autistisch. Er umarmt ihn sehr oft, sucht seine Gesellschaft, den Kontakt mit ihm.

Parallel zu seiner Beziehung zu den anderen entwickelt sich seine Beziehung zur Welt, einer Welt, die ihm weniger feindlich scheint, wo er sich mehr geborgen fühlt. Er fürchtet sich nicht mehr, wenn er einen fremden Ort betritt, was früher heftige Zornausbrüche mit Gebrüll ausgelöst hatte. Jetzt geht er ohne Schwierigkeiten ins Restaurant, ins Hotel, in die Geschäfte, er reist immer noch gern, er beobachtet, er entdeckt, er paßt sich an. Er belegt und organisiert einen immer größeren Raum, er kommt in seinem Stadtviertel herum; am Strand verlor er den Weg und konnte ihn wieder finden.

Einige neue Verhaltensweisen lassen die Entwicklung seiner Fähigkeiten der Beobachtung, des Gedächtnisses und der Strukturierung erkennen. Es handelt sich tatsächlich um nicht angelernte Verhaltensweisen, die eine überlegte, selbständige, ohne Einwirken der Erwachsenen vollzogene Beobachtung enthüllen.

Seine Symbolisierungsfähigkeiten bleiben hingegen noch sehr dürftig, und man begnügt sich vorerst damit, ihm das Zählen beizubringen.

Ganz offensichtlich hat Bruno gewaltige Fortschritte gemacht. Und trotzdem war Bernard, als er ihn wiedersah, etwas enttäuscht; er hat die Dynamik, die Freude, das Lachen nicht mehr gefunden, das Bruno während seiner Therapie gezeigt hatte.

Dafür hat Bruno aber große Verhaltensstabilität erworben, er bekommt nicht mehr so heftige Zornausbrüche, er ist imstande, in der Klasse sitzenzubleiben, dort Anweisungen abzuwarten und sich im großen und ganzen daran zu halten. Er ist umgänglich geworden, »gut erzogen«, erziehbar. Selbst wenn diese Stabilität nichts anderes ist als Fügsamkeit, so war sie ohne Zweifel für eine soziale Anpassung notwendig. Seine Umgebung zeigt sich darob befriedigt.

Überlegungen

Wir tun keine Wunder.
Bruno wurde kein »normales« Kind.
Die irreversiblen Hirnschäden, mit denen er behaftet ist, legen seiner Entfaltung Schranken auf.
Andererseits ist die Intervention Bernard Aucouturiers spät erfolgt. 7½ Jahre ist ein Alter, wo die Periode der

grundlegenden Aneignungen anscheinend seit langem vollendet ist ... und darum schien uns diese Therapie ein Wagnis.

Die Entwicklung wäre ohne Zweifel rascher, tiefgreifender, breiter gewesen, wenn die Intervention früher erfolgt wäre. Man kann dies mit Recht glauben, aber man kann es nicht beschwören.

In neuro-physiologischer Sicht ist bekannt, daß es beim sehr kleinen Kind eine gewisse Undifferenziertheit der ungenügend entwickelten Hirnzonen gibt. Diese relative Plastizität ermöglicht eine Substituierung, deren überzeugendes Beispiel das Erlangen der Sprachfähigkeit von Kindern ist, die bei der Geburt mit rechtsseitiger Hemiplegie behaftet waren, wogegen sich diese Substituierung beim erwachsenen Hemiplegiker nicht schaffen läßt. Ist bei Bruno das Erscheinen von (geringen, aber signifikanten) sprachlichen Möglichkeiten an Substitutsphänomene dieser Ordnung gebunden? Eine nicht überprüfbare Hypothese!

Verblüffend jedenfalls ist der polymorphe Charakter der Entfaltung, die zugleich die Motorik, das Gleichgewicht, die allgemeine Muskelanspannung, die Mimik, das Sprechen, die Beziehungen beeinflußt, ohne daß irgendeines dieser Elemente während dieser Therapie, die auf die gesamte Person des Kindes und nicht auf die Spezifität seiner Störungen orientiert war, spezifisch »umerzogen« worden wäre.

Diese einheitliche Methode scheint uns geeignet, mehrfache Interaktionen im zerebralen, kortikalen oder subkortikalen Funktionieren zu entwickeln. Bei einer globalen Antwort des Organismus auf äußere Stimuli wird die Globalität des neuro-motorischen Apparates aktiviert.

Je spezialisierter ein heilpädagogischer Versuch ist, desto mehr bleibt sein Einfluß auf eine spezifische zerebrale Zone beschränkt. Deshalb kann man im gesamten Nervensystem keine Teile aufbauen oder ersetzen.

Eine »Fähigkeit« wie z. B. das Sprechen, die spezifisch erscheint, wenn man nur ihren konkreten Ausdruck in Betracht zieht, besteht in Wirklichkeit aus Verbindungen von unendlich vielen neurologischen Strukturen, deren Interaktionen insgesamt dazu führen, daß diese sichtbare besondere Eigenschaft entsteht. Eine Gehirnzone, getrennt vom Rest des Organismus, kann nicht selbständig funktionieren.

Eine pädagogische oder heilpädagogische Arbeit wird daher ihre optimale Wirksamkeit nur dann erreichen, wenn sie sich auf die Gesamtheit des Nervensystems – die motorischen Zentren und Zentren der emotionellen Integration und tonischen Regulation inbegriffen – bezieht.

Aus diesem Grunde scheint die »psychomotorische« im weitesten Sinne des Wortes die Grundlage jeder Aktion mit erzieherischem, umerzieherischem oder therapeutischem Ziel.

Jeder Erzieher, jeder Heilpädagoge sollte sich, worauf immer er auch spezialisiert ist, zumindest eine Allgemeinausbildung in dieser Zielrichtung aneignen.

Tatsächlich gibt es heute immer mehr hochspezialisierte Fachleute (Logopäden – exakt-wissenschaftliche Heilpädagogik, Psychotherapeuten, Psychopädagogen usw.), die sich für die psychomotorische Gesamtaktivität als Ausgangsbasis ihres Faches interessieren.

Die bereichsmäßigen Teilbehandlungen sind wohl notwendig, setzen jedoch erst später, nach ausreichender Entwicklung globaler Interaktion, ein. Eine verfrühte Aufteilung der Tätigkeit des Kindes in Teilbereiche tötet seine Kreativität, seine geistigen und persönlichen Entfaltungsmöglichkeiten, die von den persönlichen Zusammenhängen abhängen, die es in seinem Nervernsystem herstellen und aufbauen konnte.

Die Vielfalt der Bereiche (»Pluridisziplinarität«) wird nicht von außen eingebracht; sie wird im Gehirn des Kindes aufgebaut.

Jede Erziehung und jede Therapie setzt das Vertrauen in das Werden des Kindes voraus, in die Dynamik seiner Entfaltung. Diese Entfaltung hängt von der Dynamik seines Wünschens ab. Wir sahen im Falle Bruno, ohne Wunsch gibt es keine mögliche Entwicklung. Das Problem liegt in der Artikulation des Wunsches des Erwachsenen und des Wunsches des Kindes. Hier scheint es uns möglich zu sein, die therapeutische von der erzieherischen Auffassung zu trennen.

Um die pädagogische Beziehung produktiv und tatsächlich wirksam zu machen, ist eine Begegnung der Wünsche notwendig; der Wunsch des Kindes, zu wissen, begegnet dem Wunsch des Erwachsenen, zu lernen. Diese Beziehung haben wir anderweitig analysiert, indem wir hervorhoben, daß sie vom Erzieher, und nicht ständig wie es im traditionellen Unterricht gehandhabt wird, vom Kind hergestellt werden soll. Was nicht hindert, daß der Erzieher präzise Wünsche, präzise Ziele hat, nämlich, das Kind ein bestimmtes Wissen, das er für unerläßlich hält, zu lehren.

Darum muß der Erzieher den Wunsch des Kindes wachhalten, muß ihm aktiv bei seiner Entfaltung helfen, ihn fördern und jenen Augenblick abwarten, da dieser einem der seinen entspricht.

Er stellt sich »hinter« den Wunsch des Kindes in dem Sinn, daß er ihm folgt und ihm hilft, sich auszudrücken, aber auch »davor«, dort, wo er weiß, wo er diesen Wunsch hinlenken will.

In der Therapie hingegen hat der Praktiker kein Wissen zu übermitteln, er hat nichts zu lehren. Er stellt sich daher immer »hinter« den Wunsch des Kindes, hilft ihm sowohl diesen zu bestätigen als auch sich dessen bewußt zu werden.

Sein einziger Wunsch ist auf die Zukunft gerichtet, auf das Werden des Kindes, auf seine reale Begegnung mit dem Nicht-ich, mit dem Objekt, mit sich selbst in seiner Eigengesetzlichkeit.

In diesem Sinne kann man einen ganzen Teil der Erziehung konzipieren, den wichtigsten unserer Ansicht nach, den sie mit der Therapie als gemeinsames Ziel hat: Die Entwicklung des »Geschöpfes« (»l'être«) in existentieller Sicht, wobei das Aneignen des »Haben« (»avoirs«) eine unerläßliche Ergänzung darstellt, die sich in der Dynamik des Wunsches ausdrückt.

Hier handelt es sich um eine andere Philosophie der Erziehung, um eine andere Schule ... und um eine andere Ausbildung der Erzieher.

»Ihre Arbeit«, sagt man uns, »ist eine psychoanalytische Arbeit, für die man eine psychoanalytische Ausbildung braucht.«

Wir sind nicht dieser Meinung. Es ist richtig, daß wir gewisse psychoanalytische Konzepte anwenden, aber diese Konzepte, diese Grundsätze, kommen auf ganz andere Weise, in einer psychomotorischen und in einer verbalen Beziehung zum Ausdruck.

Wir können sogar sagen, daß eine psychoanalytische Sitzung und eine Sitzung psychomotorischer Therapie, sowohl vom Therapeuten als auch vom Patienten ganz gegensätzlich erlebt werden.

In der psychoanalytischen Beziehung ist der Körper des Psychoanalytikers nicht miteinbezogen, er wird vom Patienten nicht einmal gesehen. Der Körper des Patienten selbst ist regungslos, wobei durch eben diese liegende Stellung sogar die gleichgewichtsbedingenden tonischen Kontraktionen wegfallen. Die Beziehung beider Körper ist nur imaginär und nur in der Vorstellung vorhanden, sie wird allein durch das Gespräch vermittelt.

Vom Therapeuten wird nur dieses Gespräch empfangen. Wie könnte er bereit sein, den Körper, die Geste, die tonischen Spannungen des anderen aufzunehmen? Wie könnte er bereit sein, mit seinen eigenen Gesten, seinen eigenen Spannungen darauf zu antworten, einen Körper miteinzubeziehen, den er dem anderen ja gerade immer verborgen gehalten hatte?

Bereitet seine Ausbildung zur Gesprächsanalyse ihn darauf vor, das »Nichtausgesprochene«, die Bedeutung des kindlichen Handelns zu analysieren und vor allem, in der gleichen Art darauf zu antworten? Gewiß ist der Psychoanalytiker eher imstande, unser Vorgehen zu verstehen, weil er in einem anderen Bereich viel Ähnlichkeit zu dem seinen findet. Aber von da bis zum Einsetzen seines eigenen Körpers in das Handeln besteht ein großer Unterschied!

Zwischen psychomotorischer Ausbildung und psychoanalytischer Ausbildung besteht tatsächlich eine unbestrittene Analogie; so wie der Psychoanalytiker nur durch seine eigene Analyse herangebildet werden kann, so kann der Therapeut für Psychomotorik nur durch sein eigenes Erleben der psychomotorischen Beziehungen herangebildet werden. Sowohl in dem einen als auch in dem anderen Fall stellt die Didaktik erst den zweiten Schritt dar und kann nur auf der intimen Erfahrung basieren.

Die Parallelen dieser Ausbildungen beinhalten weder ihre Identität noch die Subordination der einen unter die andere. Die Psychomotorik muß sich als ein neuer Weg, der sich auf eigene Weise durch unmittelbare Manifestationen von Handlungsimpulsen dem Unbewußten nähert, bestätigen.

Marion Esser

Beweg-Gründe

Psychomotorik nach Bernard Aucouturier

Mit einem Geleitwort von Walther Dreher
102 Seiten. 33 Abb. kt (3-497-01272-6)

Im Mittelpunkt dieses Buches steht das Kind mit seinem Körper- und Bewegungsausdruck. Das Kind lebt seinen Körper, und bei einer vertrauensvollen Beziehung zur Therapeutin bringt es dieses Erleben zum Ausdruck, zur Bewegung. Jedes Kind hat seine Beweg-Gründe: z.b. das Kind, das beim Fallen »vergißt«, sich mit den Händen abzufangen, oder das Kind, das sich in der Turnhalle in Ecken verschanzt, während andere durch den ganzen Raum toben. Die Autorin zeigt, wie die Psychomotorik nicht nur therapeutisch, sondern gleichzeitig auch präventiv einsetzbar ist.

Aus dem Inhalt

Die Entwicklung der psychomotorischen Praxis und Theorie von
Bernard Aucouturier

Theoretische Grundlagen für die psychomotorische Intervention

Die Bedeutung des Körpers in der Entwicklung des Menschen
Somatische Expressivität
Die Ganzheit des Körpers und sein Mangel
Schlußfolgerungen und Zielvorstellungen für die psychomotorische Praxis

Handlungskonzepte und Prinzipien in der therapeutischen Praxis

Der sensomotorische Bereich
Der symbolische Bereich
Der konstruktive Bereich
Die Aufgabe der Psychomotorik-Therapeutin und ihre Ausbildung
Die Kinder, ihre Auffälligkeiten und das Problem der Diagnose
Einzeltherapie
Die gruppentherapeutische Phase
Beispiele aus Psychomotorikstunden
Das Verständnis von und der Umgang mit aggressivem Verhalten bei Kindern
Die Zusammenarbeit mit den Eltern

Psychomotorik – ein therapeutisches Konzept?

Ernst Reinhardt Verlag München Basel